中医经典文库

# 幼科释谜

清·沈金鳌 辑著

校注 李晓林 刘 宏

中国中医药出版社

·北 京·

**图书在版编目（CIP）数据**

幼科释谜/（清）沈金鳌著.—北京：中国中医药出版社，2009.6（2019.10重印）
ISBN 978-7-80231-635-5

Ⅰ.幼… Ⅱ.沈… Ⅲ.中医儿科学－中国－清代 Ⅳ.R272

中国版本图书馆 CIP 数据核字（2009）第 056820 号

中 国 中 医 药 出 版 社 出 版
北京经济技术开发区科创十三街 31 号院二区 8 号楼
邮政编码 100176
传真 010 64405750
山东百润本色印刷有限公司印刷
各地新华书店经销

\*

开本 850×1168 1/32 印张 6 字数 140 千字
2009 年 6 月第 1 版 2019 年 10 月第 3 次印刷
书 号 ISBN 978-7-80231-635-5

\*

定价 25.00 元
网址 www.cptcm.com

# 《中医经典文库》专家顾问委员会

# 前　言

  中华医药源远流长，中医药理论博大精深，学说纷呈，流派林立，要想真正理解、弄懂、掌握和运用她，博览、熟读历代经典医籍，深入钻研，精思敏悟是必经之路。古往今来，凡是名医大家，无不是在熟读精研古籍名著，继承前人宝贵经验的基础上，厚积薄发、由博返约而成为一代宗师的。

  故此，老一辈中医药专家都在各种场合呼吁"要加强经典学习"；"经典是基础，传承是关键"。国家有关行政部门也非常重视，在《国家中长期科学和技术发展规划纲要（2006～2020）》中就明确将"中医药传承与创新"确立为中医药领域的优先主题，国家中医药管理局启动了"优秀中医临床人才研修项目"，提出了"读经典，做临床"的口号。我们推出这套《中医经典文库》，也正是为了给广大中医学子阅读中医经典提供一套系统、精良、权威，经得起时代检验的范本，以倡导研读中医经典之风气，引领中医学子读经典、用经典，为提高中医理论和临床水平打牢根基。

  本套丛书具有以下特点：①书目权威：丛书书目先由全国中医各学科的学科带头人、一流专家组成的专家指导委员会论证、筛选，然后经专家顾问委员会审核、确定，均为中医各学科学术性强、实用价值高，并被历代医家推崇的代表性著作，具有很强的权威性；②版本精善：在现存版本中精选其中的最善者作为底本，让读者读到最好的版本；③校勘严谨：聘请具有深厚中医药理论功底、熟谙中医古籍文献整理的专家、学者精勘细校，最大限度地还原古籍的真实面貌，确保点校的高质量。

  在丛书出版之际，我们由衷地感谢邓铁涛、朱良春、李经纬、余瀛鳌等顾问委员会的著名老中医、老专家，他们不顾年

— 1 —

迈，热情指点，让我们真切感受到老一辈中医药工作者对中医药事业的拳拳挚爱之心；我们还要感谢专家指导委员会的各位专家和直接参与点校整理的专家，他们不辞辛苦，兢兢业业，一丝不苟，让我们充分领略到中医专家的学者风范。这些都将激励我们更加努力，不断进取，为中医药事业的发展贡献出更多无愧于时代的好作品。

中国中医药出版社

2007 年 1 月

# 内 容 提 要

　　《幼科释谜》为清代沈金鳌辑著。全书共六卷。首为总论；次列二十四种病症，并附前人议论以相发明；书末附有关方剂以备检索。立论允当，为历代儿科学家所推崇。

　　本书于新中国成立后有繁体竖排的单行本问世，阅读有所不便。此次据清·乾隆三十九年甲午刻本精校而成，横排简体，对难字进行注解，可供中西医儿科医师参考。

# 点 校 说 明

《幼科释谜》，清·沈金鳌著。沈金鳌，字芊绿，号汲门，晚年自号尊生老人，江苏无锡人。沈氏精通儒学，后转从江南名医孙庆曾，专攻医学，并以医名。精通内、外、妇、儿各科，著《沈氏尊生书》全集。自谓："凡男妇大小，为脉为症，皆得之亲受，故试之诊视，罔弗取效。"

《幼科释谜》为《沈氏尊生书》全集中儿科分册。全书凡六卷。前四卷：着为总论，叙述儿科诊断大法；次列儿科二十四种病症，正其名，述其原由症治，明其脏腑，定其大法，并附四言韵语，简明扼要，尤宜诵读，每症后附历代名家医论，代表性强，与四言韵语互为发明，足可师法。末二卷：罗列书中方剂名称、组成及主治，以备检索。

沈氏治学严谨，在《幼科释谜》序文中称："凡所著述，皆言其所明，不明者弗敢言也。"并说："谓必须所传授，亲习其事，有以证其理之不差，而后晓然于心者，亦晓然于手与目，斯之谓明也。"民国中医大家恽铁樵盛赞其书为"旧医书中善本也"。《幼科释谜》有较高的学术与应作价值，为历代医家研习儿科所推崇。

本书自新中国成立后仅有上海科学技术出版社抽印之单行本，印数少，且为繁体竖排，阅读颇为不便。

有鉴于此，我们对此书进行整理、点校、注释，以满足医学工作者需要。

本次整理，选用清·乾隆三十九年甲午刻本为底本，以清·同治十三年湖北崇文书局刻本及上海科学技术出版社据乾隆刻本

　　重印本（上卫版）为参校本。

　　校勘以对校为主，兼用本校、他校及理校。

　　文字方面主要有以下改动："毕竞"改为"毕竟"，"傅"、"敷"并为，律为"敷"，"复"改为"覆"，"匪"改为"非"，不出注。

　　书中，"证"作"症"，"循"作"寻"，"予"作"与"，"即"误为"既"处尤多，并不影响文意，故仍存原貌，未作更动。

　　对书中难字、生僻字予以汉语拼音注音及注释，以便阅读。

　　因校者水平有限，点校难免有所不妥，敬祈读者提出宝贵意见，以便再版时修订。

**点校者**

2009 年 2 月于北京东直门医院

# 凡　例

一是书独缺痘症，已详明自序中。其余共分二十四门，虽症变多端，或有不尽于此者，更当临症消息，然大段备具，已足赅幼科纲领。

一二十四门症候，各著四言韵语，阐明医理，不列散文者，便诵习也。但韵语中，探源析流，义尚简括，阅者当求意旨之所在，勿以为略而短之。

一韵语后，各采前人议论，以相发明，要皆择其至精至当，归于一是，足为幼医科律者，故书中所登，无错杂，无重叠，无支离，无牵扯。

一是书删繁就简，虽卷帙无多，实足发明病旨。遵守斯法，已大概无误，若能神而明之，则存乎其人矣。

一芽儿脏气未全，不胜药力，周岁内，非重症，勿轻易投药，须酌法治之。既二三岁内，形气毕竟嫩弱，用药亦不可太猛，峻攻骤补，反受药累。

一儿病多由食积，固是要语，医家不可不知。然亦有禀受薄弱，或病后虚怯，其所生病，有全无食积者，不得以此语横亘心中，仍为消导，即或有之，亦当扶正，而使积自消，消息甚微，当意会毋执。

一古人治幼儿，或专攻，或专补，或专凉，或专热，皆有偏处。是书宗旨，一以中和当病为归，不敢偏于攻补凉热。

一病家怕惊不怕泻，医家怕泻不怕惊，要知惊泻俱为重候，在病家罔知病症，固无足怪，医家既怕泻，又安得不怕惊耶？若存不怕之念，恐有轻心妄治以致害者，不可不慎思之也。

　一古人制幼方，必使药品与幼儿相得，本与大方有别，医者固不可执古方以治今病，亦不可妄作方剂，有背古人之意，此旨亦至微，明者自领之。

　一婴儿二三岁内，全属天真，痛痒不能自达，其时脉虽不可凭，而观色察形，或视三关指纹，医者反得依据。有一种娇养小儿，至四五岁六七岁，知识略开，便生诈伪，不饥为饥，不渴为渴，不痒为痒，不痛为痛，为父母溺爱不知，谆谆告医，医若不察，便尔多误，此又当观色于色之外，察形于形之表，以辨其情伪者也，切勿为他瞒过。

# 自　序

余性素拘，凡所著述，皆言其所明，弗明者弗敢言也。夫明，非徒喻其理之谓，谓必得所传授，亲习其事，有以证其理之不差，而后晓然于心者，亦晓然于手于目，斯之谓明也。如是言之，则皆确凿可据，非浮光掠影之谈，非臆测傅会之语耳。余于医传自孙庆曾先生，凡男妇大小，为脉为症，皆得之亲授，故试之诊视，罔弗取效。前著《伤寒纲目》、《杂病源流》、《妇科玉尺》，皆晓然于心与手目，一一笔之于书者也。幼科中独痘疮一症，其旨微，其候险，其变化百出，尤必临症指示，而后能悉其精微，知其蕴奥。孙先生与前辈叶天士同出一门，固精于痘。而余于受业时，非专属行医，弗获相随痘家，亲聆教诲，故独痘，弗敢言也。虽古痘医首推钱仲阳、陈文中，后如曾氏、万氏、汤氏、魏氏，皆接两家宗派，而翟氏、聂氏，尤能阐明钱、陈底蕴。其书俱在，未尝不深切究明，晓然于理之所在。然未得临症指示，所谓晓然于心，未能晓然于手与目。既不能晓然于手与目，其敢自谓已明而妄有言乎？故辑《幼科释谜》六卷，共分二十四门，独缺痘症，非竟缺也，庸有待也。孙先生虽已捐世，或得一精其业者，受其传焉，则缺者未尝不可补矣。《释谜》既成，因书其故以冠于首。

**时乾隆三十九年甲午十二月上浣无锡沈金鳌芊绿氏自书**

# 目　录

# 卷　一

## 总　论

运合阴阳，胚胎在腹，五行相参，乃成孕育。逐月成形，男女攸属，九窍即分，肢体随蓄，脏区以五，腑部以六，内生筋骨，外弸[1]肌肉。至于经脉，无不联属，至于毛发，无不攒簇。气通于母，呼吸盈缩，母息是同，如璞孕玉。母热热侵，母寒寒促，母怒脉兴，母惊阴触，母思气拘，母忧神局。凡此诸因，皆能停毒，而毒之停，更甚淫欲。毒停先天，后天斯酷。古人胎教，所由谆勖。十月涵濡，胎元具足，一旦临盆，蒂脱瓜熟，此后哺乳，更须周笃，易虚易实，疢病惟速，疾痛莫知，疴痒谁告，如哑不言，如谜难卜。保赤维艰，常忧手束，遍考方书，广收秘录，识取其精，论采其卓，爰辑斯编，释谜标牍，即分门类，更详款目，欲幼幼者，当为三复。

## 察　色

钱乙曰：儿医号为哑科，脉来快疾难凭，故以察色为要。形色若不相应，然后听声切脉。如面上症，左腮为肝，右腮为肺，额上为心，鼻为脾，颏为肾。赤者热也，黄者积也，白者寒也，青黑者痛也，随症治之。又如目内症，赤者心热，导赤散。淡红者心虚热，生犀散。青者肝热，泻青丸。浅淡者补之。黄者脾

---

[1]　弸（péng）：充满。引申为充养。

热，泻黄散。无精光者肾虚，地黄丸。若见面目浮肿，主久咳嗽，乃脾受痒积也。又如唇上症，白主吐涎、呕逆、吐白、便血，红主渴饮烦躁。若久咳泻唇红者，是虚症也，勿用凉药。黄主脾受积，后发肿紫色及吐涎，主虫痛，不吐涎，是积痛。唇口四畔黄如橘，主口臭，乃脾之积热也。青主血虚脾寒，为冷所乘，盖唇主脾土，木来克土，知脾弱不能食也。又如舌上症，凡小儿舌干、舌白、舌燥、舌苔、舌黄、舌赤肿，皆主大便不通，或通利必赤色焦黄。如舌裂，舌上芒刺，舌上出血，皆热极阳毒也。舌上生疮，心脾有热。舌卷主惊。久患泻痢，舌黑而润，不可认为热，盖久病上焦虚热故也。久泻痢舌黑者，必死。

李仲南曰：面上青色，为惊积不散，欲发风候。红赤色，为热，为痰积壅盛、惊悸烦躁。增进黄色，亦为热，为食积症伤，欲作痒候，或作痞癖。若神思昏沉，其候潮热气粗困倦，或呕哕，或泻痢。白色为寒，为肺气不利，大肠滑泻，欲作吐痢。黑色为痛所传，不烦，症变即为逆候，荣卫失序，为疾危恶。虞抟面上形症歌曰：痢疾眉头皱，惊风面颊红，渴来唇带赤，毒热眼朦胧。山根若见脉痕青，此病明知两度惊，赤黑困疲时吐泻，色红啼夜不曾停。青脉生于左太阳，须惊一度见推详，赤是伤寒微燥热，黑青知是乳多伤。右边青脉不须多，有则频惊待奈何？红赤为风抽眼目，青黑三日见阎罗。

李梴曰：小儿诸病，但见两眼无精光，黑眼无运转，目睫无芒锋，如鱼猫眼状，或两眼闭而黑睛朦胧者死。或外若昏困，而神藏于内不脱者生。黑珠满轮，睛明者少病。眼白多，睛珠或黄或小者，禀弱多病。

## 听　声

危亦林曰：睡中惊啼声浮者易治，声沉不响者难痊，或声如鸦中弹者不治。

李梴曰：声轻者，气也，弱也。重浊者，痛也，风也。高喊者，热欲狂也。声急者，神惊也。声塞者，痰也。声战者，寒也。声噎者，气不顺也。喘者，气促也。喷嚏者，伤风也。惊哭身沉不响者，重也。声浊沉静者，疳积也。如生来不大啼哭，声啾唧者，必夭也。火之大发，忽狂惊叫，乃火盛气虚，必死。夜半发者，多为口疮，宜看之。直声往来而无泪者，痛也。连声不绝而多泪者，惊也。吱煎声烦躁者，难愈。躁促声音者，感寒也。

李仲南曰：小儿有疾，即见于色，必应于声。其声不一，必细审之。有重实声者，歌曰：重实声雄体热为，三焦气壅在心脾，伤风咳嗽咽喉痛，结涩肠中粪出迟。有悲焦声者，歌曰：声悲焦有燥，恐怖欲生风，重浊声沉静，疳攻必耳聋。有啼哭声者，歌曰：但哭无啼只有惊，多啼不哭痛分明，声轻颤嘎风痫病，速缓声频吐泻成。有吱煎声者，歌曰：吱煎烦躁病难安，躁促声音为感寒，语短气微尿主涩，长迟声细痢多般。有迟缓声者，歌曰：促短声迟缓，肠鸣泄泻频，嘎声多不响，风热肺虚因。

## 脉　　法

钱乙曰：候儿脉，当以大指按三部，一息六七至为平和，八九至为发热，五至为内寒。诀曰：小儿脉紧风痫候，沉缓伤食多呕吐。弦急因知气不和，急促急惊神不守。冷则沉细风则浮，牢实大便应秘久。腹痛之候紧而弦，脉乱不治安可救。变蒸之时脉必乱，不治自然无过谬。单细疳痨洪有虫，大小不匀为恶候。脉沉而迟有潮热，此必胃寒来内寇。泻痢脉大不可医，仔细酌量宜审究。

王肯堂曰：张云歧云，未及五岁不能视听者，不可别脉，五岁以上方可以脉别浮沉迟数。按前钱氏论，则不拘五岁上下也。《水镜诀》又云：三岁以内，看虎口三关。若三岁以下，更用一指按高骨，乃分三关，定其息数，呼吸八至为平脉，九至不安，十至危困。四岁以下，用一指滚转寻三部，以关为准。七八岁指移少许，九岁次第依三关部取，十一二岁后依大方脉部位诊视。按此又与前二说不同，医者临时参酌用之可耳。

## 脉 应 杂 病

王肯堂曰：诸脉数为热属腑。诸迟脉为冷属脏。阳数脉，主吐逆，不吐必发热。阴微脉，主泄泻，不泻必盗汗。沉数脉，寒热，寒多热少，亦主骨蒸热。紧数脉，寒热，热多寒少，又主骨蒸，急则惊痫。沉紧脉，心腹痛，短数同，亦主咳嗽。沉细脉，乳食不化，亦主腹痛下痢。沉伏脉，为积聚，亦主霍乱。微缓脉，乳不化，泄泻，沉缓亦同。微涩脉，瘦疚筋挛。微急脉，寒热唾血。浮滑脉，宿食不消，亦主咳嗽。浮紧脉，疝气耳聋。浮洪脉，头痛身热。紧滑脉，吐血恶心。心脉急数，惊痫，否则疳淋。肝脉急，癫痫风痫，痰涎流液。肺脉浮实，鼻塞，并大小便不通。关脉紧滑，主蛔虫，尺脉沉同。尺脉微细，溏泻冷利，乳食不化。尺脉微涩，便血，否必盗汗。脉入鱼际，主遗尿。

## 看虎口三关法

滑伯仁曰：小儿三岁以内，看男左女右虎口三节，曰三关。纹色紫热，红伤寒，青惊风，白疳病，黄色淡红，乃平常小恙。其筋纹宜藏，不宜暴露。若黑色，则为危险。再脉纹见下截风关为轻，中截气关为重，上截命关为尤重，直透三关为大危。

鳌按：从前言看三关，法虽大同小异，总不如滑氏之直接明简。

王肯堂曰：《全幼心鉴》十三种脉法云：流珠只一点红色，环珠差大，长珠圆长，以上非谓圈子，总皆红脉贯气如此。来蛇即是长珠散出，一头大一头尖，去蛇亦如此。分上下向，故曰来去。角弓反张向里为顺，向外为逆。枪形直上，鱼骨分开，水字即三脉并形，针形即过一二粒米许，射甲命脉向外，透指命脉向里，虽然余尝治之，亦有不专执形脉而投剂者，盖但有是症，即投是药，而亦多验。流珠形，主饮食所伤，内热欲吐，或肠鸣自利，烦躁啼哭，用助胃膏。环珠形，主脾虚停食，胸膈胀满，烦渴发热，五味异功散加山楂、枳实。长珠形，主脾伤饮食腹痛，寒热不食，大安丸、异功散。来蛇形，主脾胃湿热，中脘不利，干呕不食，此疳邪内作，四味肥儿丸。去蛇形，主脾虚，食积吐泻，烦渴气短，喘急不食，困极，七味白术散。弓反里形，主感寒惊悸，哽气出气，四肢稍冷，倦怠，小便赤，咳嗽吐涎，惺惺散。弓反外形，主痰热，心神恍惚，夹惊夹食，风痫痰盛，天麻防风丸。枪形，主风热，生痰惊，抱龙丸。鱼骨形，主惊痰发热，抱龙丸、抑青丸。水字形，主惊风，食积，胸膈烦躁，顿闷少食，或夜啼痰盛，口噤搐搦，大安丸。针形，主心肝热极生风，惊悸顿闷困倦，痰盛搐搦，抱龙丸。射指形，主惊风痰食聚膈，牛黄清心丸。射甲形，主惊风及一切木克土之败症，六君子汤加木香、钩藤、官桂，未应，即加附子。

## 小儿指形图（十五幅）

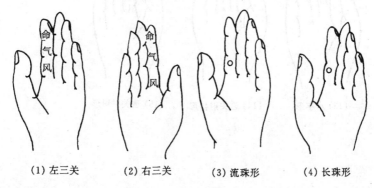

（1）左三关　　　（2）右三关　　　（3）流珠形　　　（4）长珠形

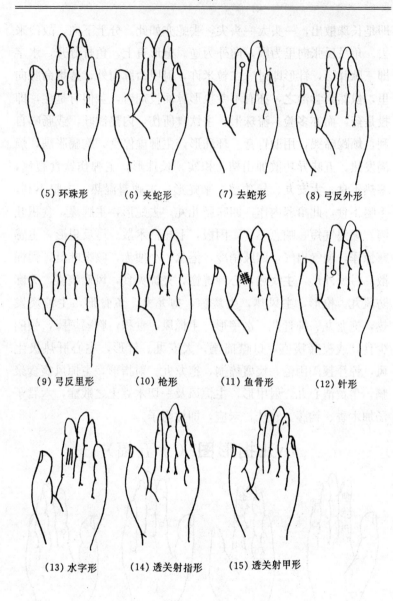

(5) 环珠形　　　(6) 夹蛇形　　　(7) 去蛇形　　　(8) 弓反外形

(9) 弓反里形　　　(10) 枪形　　　(11) 鱼骨形　　　(12) 针形

(13) 水字形　　(14) 透关射指形　　(15) 透关射甲形

# 初 生 诸 病

婴儿堕地，一声哑哑，形体虽具，犹是血茄，肌肤脆嫩，骨肉么麽，如水中泡，如树上葩，八风之贼，六淫之邪，岂能速害？从外而加，由在母腹，感受淫汗，或伤冷热，或被惊哗，烹炰燔炙，酒醴纷奢，乱气炙偾，阴血周遮，酿灾蕴毒，贻害婴芽。降生之后，调护多差，绷袍恐吓，乳哺擎叉，致令疾作，一一堪嗟。苔黄撮口，惊痫搐拿，脐风锁肚，逼肖饥鸦，凡兹种种，难与搔爬，坐视其毙，谁之咎耶？昔黄帝言：悯彼呷哑，吾不能察，幼小如麻，善为调理，别是一家。诚哉斯语，千古堪嘉，敢告医士，存心勿遐。

## 胎惊　胎痫　胎风　胎黄

钱乙曰：百日内发搐，真者不过两三日必死，假者频发不为重。真者内生惊痫，假者外伤风冷。盖血气未实，不能胜任，乃发搐也。欲知假者，口中气出热，治之可发散，大青膏主之。

王汝言曰：小儿未满月，惊搐似中风，欲死者，用辰砂以新汲水浓磨汁，涂五心，最效。

曾氏曰：胎痫者，因未产前，腹中被惊，或母食酸咸过多，或为七情所汩，致伤胎气，儿生百日内有者是也，发时，心不宁，面微黄，气逆痰作，目上视，身反张，啼声不出，先用参苏饮，次用琥珀抱龙丸。轻者可愈，重者难痊。

李梴曰：胎惊痫风者，乃孕妇嗜欲，忿怒惊扑，或伤风邪。儿初生下，即呕吐搐掣，口眼歪斜，声啼气短，腮缩囟开，或颊赤、或面青，噤口咬牙，眼合涎潮，筋骨拘挛，身腰强直，脐腹肿起，与噤口撮口同症，视其眉间气色，红赤者生，青黑者死，辰砂膏最妙。

　　王肯堂曰：胎惊者，初生月内，壮热吐呃，心神不宁，手足抽掣，身体强直，眼目反张，是胎惊。皆由妊妇调摄乖常，饮酒嗜欲，忿怒惊扑，母有所触，胎必感之。或外挟风邪，有伤于胎，故子乘母气，生下即病也。其候月内壮热，眼翻握拳，噤口咬牙，强直涎潮，呕吐搐掣，惊啼，腮缩囟开，或颊赤，或面青，但胎惊眼合，不可误作慢脾，妄用温药。其有搭眼噤口之类，亦此一种之所发也。虎口指纹曲入里者可治，反出外者不治，先宜解散风邪，利惊化痰开气，及贴囟法，甚则以朱银丸利之。若面青拳搐，保命丹、钩藤散、全蝎散之类。大抵芽儿脏腑脆弱，不可辄用铅粉镇坠之剂。如遇此候，急用猪乳细磨牛黄、麝香各少许调，抹入口中，仍用导赤散以泻肝之子，即愈矣。胎风者，小儿初生，其身有如汤泼火伤者，此皆乳母过食膏粱所致，其母宜服清胃散及逍遥散，以清气血，儿亦时饮数滴。有身无皮肤而不嫩赤者，由产母脾气不足也，粳米粉敷之。嫩赤发热者，产母胃火炽也，石膏敷之。经谓脾主肌肉，肺主皮毛，故知病脾肺也。未满月而撮口握拳，腰软如随者，此肝肾之中邪胜正弱也，三日内必不治。如男指向里，女指向外，尚可治，宜全蝎散、钩藤散。眉红者不可治。胎黄者，小儿生下，遍身面目皆黄，状如金色，壮热，大便不通，小便如栀汁，乳食不思，啼哭不止，此胎黄之候，皆因母受湿热，而传于胎也，凡有此症，母子皆宜服地黄汤、地黄饮子。有生下百日及半周，不因病后身微黄者，胃热也，若自生而身黄者，胎疸也，经云：诸疸皆热，色深黄者是也，犀角散。若淡黄兼白者，胃怯也，白术散。

## 胎寒　胎热

　　虞抟曰：何谓胎寒？芽儿百日内，觉口冷腹痛，身起寒粟，时发战栗，曲足握拳，日夜啼哭不已，或口噤不开，名曰胎寒。其症在胎时，母因腹痛而致。亦有产妇喜啖甘肥生冷，或胎前外感风寒暑湿，治以凉药，内伤胎气，则生后昏昏多睡，间或呢乳泻白，不早治，必成慢惊、慢脾风，宜冲和饮合当归散加煨姜微泄，次用匀气散调补，次参苓白术散养胃，白芍药汤去寒湿。何谓胎热？儿在胎中，母多惊恐，或食热毒物，生后旬日间，儿多虚痰，气急喘满，眼闭目赤，目胞浮肿，神困呵欠，吸吸作声，遍身壮热，小便赤，大便秘，时惊烦，由胎中受热，或误服温剂，致令热蓄于内，熏蒸胎气，故有此症，不早治，则鹅口、重舌、木舌、赤紫丹瘤，自皮而生，母宜先服木通散，亦与儿服，次以四圣散，温洗儿两目，目开，进地黄膏、天竺黄散、当归散、牛蒡汤，亦同母服。凡有胎疾，当先令母服药，使药过乳，渐次解之，百无一失。如以凉药攻之，必生他病，乳母尤必忌口。

## 撮　口

孙思邈曰：小儿初出腹，筋骨未敛，肌肉未成，血凝乃坚成肌肉耳，其血沮败，不成肌肉，则使面目绕鼻口左右悉黄，而啼闭口，聚口撮面，口中干燥，四肢不能伸缩者，皆是血脉不敛，此多不育，宜龙胆汤。

李仲南曰：外症，舌强唇青，聚口撮面，面目黄赤，气息喘急，啼声不出，饮乳有妨。若口出白沫，而四肢冷者，不可救疗。其或肚胀筋青，吊肠卵疝，内气引痛，皆肠胃郁结不通致之，治法贵疏利，宜辰砂膏。初生七日后，此症可免。

## 鹅　　　口—名噤口风，又名雪口

巢元方曰：儿初生，口里白屑满舌上，如鹅之口，故名。由在胎时受谷气盛，心脾热气熏发于口。治法：用发缠指头，蘸井花水揩拭之。睡时，黄丹煅，出火气，掺舌上，如用此法不效，敷保命散。

李梴曰：噤口风者，眼闭，啼声渐少，舌上聚肉如粟米状，吮乳不得，口吐血沫，二便皆通，此胎中热毒流于心脾也，此症亦初生七八日内患之。

鳌按：鹅口疮，用硼砂细研敷之，立效。

王肯堂曰：茅先生论，儿喉中壅一块肉瘤闭却，为喉痹；身大热，舌硬不转，为木舌；口闭，满口黄如膏，名鹅口。三症皆热甚生风，风壅热毒至此，为实热，先用三解牛黄散，微与通利，次用天竺黄散，共牛黄膏与服。如喉响似锯，及眼直视，面青黑，不乳食者，死。

## 脐风　脐湿肿　脐疮　脐突

孙思邈曰：脐风者，断脐之后，被水湿风冷所乘。风湿之气入于脐，而流入心脾，遂令肚腹胀满，脐肿，身体重著，四肢柔直，日夜多啼，不能食乳，甚则发为惊搐。若脐边青黑，撮口不开，是为内搐，不治，爪甲黑者即死。

朱震亨曰：初生七日内，见噤口、撮口、脐风三症者危，百日内见此症，手足蜷者，亦不治。

曾氏曰：如禀赋充实，发热有痰，惊搐，投黑白饮、温蜜汤，空心调下。微泻似茶褐色二三行，进白芍药汤加姜枣，常用此法，亦妙。

　　脐突一症，又非脐风，此亦因初生洗浴，系脐不紧，秽水浸入于内，产后旬日外，脐忽光浮如吹，捻动微响，间或惊悸作啼，治用白芍药汤加苡仁，次以外消散涂贴，自然平复。

　　陈无择曰：小儿初生一七日内，忽患脐风撮口，百无一效，坐视其死，良可悯也。有一法，世罕知者，凡患此症，看儿齿龈上有小泡子如粟米，以温水蘸熟帛裹指，轻轻擦破，即开口便安，不药神效。

　　李梴曰：断脐后，为风湿所乘，或尿湿绷裙，遂成脐风，面赤喘急，啼声不出，其症脐肿凸，腹胀满，日夜多啼，不能乳，甚则发搐，撮口噤口，宜调气益黄散，甚者金乌散或宣风散。亦有热在胸膛，伸引努气，亦令脐肿发风，千金龙胆汤。

　　钱乙曰：脐湿肿者，断脐后为水湿所伤，或入风冷，致令四肢不和，脐肿多啼，不能乳哺，宜柏墨散、五通膏。

　　滑伯仁曰：婴儿脐中肿湿，经久不瘥，若至百日，即死，宜速治之，用枯矾、龙骨为末，入麝少许，拭脐干掺之，须避风。

　　巢元方曰：脐疮者，水入脐中，或受尿湿，肿烂成疮，或解脱为风所袭，入于经络，则成风痫。若脐肿不干，久则发搐，宜金黄散。

　　王汉东曰：断脐作疮，枯矾、龙骨（煅）、当归末皆可掺，或油调敷之。

　　李仲南曰：脐突者，芽儿有热在胸膛，则频频伸引，呃呃作声，努胀其气，抑入根本之中。所以，脐突肿赤，虚大可畏，无识之人，将谓断脐不利而使然者，非也，此由胎中母多惊悸，或恣食热毒之物所致。宜对症与药，其热自散，其脐归本，不必敷药，恐反为害。

# 惊　风

　　小儿之病，最重惟惊，惊必发搐，惊必窜睛，惊必牙紧，惊必面青，惊必鱼口，惊必弓形。心经热积，肝部风生，肝风心火，二脏交争，血乱气壅，痰涎与并，百脉凝滞，关窍不灵，或急或慢，随其所撄。急由阳盛，慢属阴凝，急缘实病，慢自虚成。急惊之症，暴疾难名，种种恶候，一一并呈，迨其发定，了了神清，揆厥所原，调护失情，昼抱当风，夜卧厚衾，多食辛辣，偶触鼓钲，跌仆嚷叫，人物雷霆。凡诸惊恐，动魄乱经，一旦疾作，讵此寻恒。慢惊之症，睡卧靡宁，乍发乍静，神思昏瞑，大抵久病，逐渐势增，吐泻疟痢，消耗匮轻，脾虚胃弱，阳常不升。虚邪火旺，肝木来乘，淹延困顿，遂致命倾。有慢脾风，症更堪憎，慢惊之后，虚极难胜，病全归脾，故慢脾称。脾家痰饮，凝聚胸膺，脾家虚热，来往相仍。脾困气乏，肢冷目瞪，频呕腥臭，微搐焦声，无风可逐，无惊可平，十不救一，魂魄归冥。又有天吊，状若祟凭，头目仰视，身热不停，爪青肢疭，是真病情，邪热毒气，壅遏心精，颇难调治，医药速营，诸惊疾发，诊视察听，表里虚实，尤贵详明。惊风之属，痫痉易醒，更多兼症，一一细评，毋轻心掉，毋躐等行，方治无误，医始称能。

## 惊搐由脏腑

　　钱乙曰：因潮热发搐在寅卯辰时者，此脾用事之时也。身体壮热，目上视，手足动摇，口内生热涎，项颈强急，此肝旺也，当补肾治肝，补肾地黄丸，治肝泻青丸。因潮热发搐在巳午未时者，此心用事之时也，心惕，目上视，白睛赤色，牙关紧急，口内涎生，手足动摇，此心旺也，当补肝治心，补肝地黄丸，治心导赤散，凉惊丸。因潮热发搐在申酉戌时者，此肺用事之时也。不甚搐而喘，目微斜视，身热如火，睡露睛，手足冷，大便淡黄水，此肺旺也，当补脾治肝治心，补脾益黄散，治肝泻青丸，治心导赤散。因潮热发搐在亥子丑时者，此肾用事之时也，不甚搐而卧不稳，身体温，目睛紧，斜视，喉中有痰，大便银褐色，乳食不消，多睡不省，此肾旺也，当补脾治心，补脾益黄散，治心导赤散，凉惊丸。

## 惊搐痫痉不同

楼全善曰：惊搐一也，而有晨夕之分，表里之异。身热力大者为急惊，身冷力小者为慢惊，仆地作声、醒时吐沫者为痫，头目仰视者为天吊，角弓反张者为痉，各不同也。

## 伤风伤食发搐

钱乙曰：伤风搐者，因伤风得之，口中热气出，呵欠闷顿，手足动摇，当发散，大青膏。小儿生来怯弱者，多此病也。伤食搐者，因伤食后得之，身温，多唾多睡，或吐，不思乳食而发搐，当先定搐，如羌活、防风煎汤下泻青丸，搐退，白饼子下之，后服安神丸。

## 惊风先见之症

危亦林曰：惊者，虚惕怔忡，气怯神散，痰涎来去，其泻必青，积渐而生风也。

杨士瀛曰：惊邪入心，则面红脸赤，惕惕夜啼；入肝则面目俱青，眼睛窜视；入肾则面黑恶叫，咬乳咬牙；入肺则面淡白，喘息气乏；入脾则面淡黄，呕吐不食。凡乳儿欲发惊风者，先神志不定，恍惚惧人，扎眼上视，左顾右盼，伸手握拳，闷郁努气，情态不如寻常，皆惊风先症也。

钱乙曰：咬牙甚者发惊，目直视，面色青，身反折者生惊。呵欠面青者惊风，呵欠面黄者脾虚惊。目赤兼青者发搐，肝脏实热，手寻衣领，乱捻物，目直视者，必发惊。肝有风，目连劄[1]，不搐，有热则目直视，亦不搐，得心热者则搐。肝主风，风动而上行头目，目属肝，风入于目，上下左右，如风吹不定，儿不任，故目连扎也。若热入于目，牵其筋脉，两眦皆系，不能转动，故目直视也。若得心热则搐，其子母俱有实热，风火相搏故也。

虞抟曰：王氏云：木能胜土，热动心忡而生惊也。

## 惊搐有声无声

钱乙曰：惊痫发搐，男发搐，目左视无声，右视有声。女发搐，目右视无声，左视有声，相胜故也。男反右视，女反左视，亦皆有声。

李杲曰：男为木，故左视木位无声，右视金位，相击则有声。女为金，故右视金位无声，左视木位相击亦有声。

## 急　惊　风

钱乙曰：急惊本因热生于心，身热面赤引饮，口中热气出，二便黄赤，剧则发搐，盖热盛则生风属肝，此阴盛阳虚也，利惊

---

〔1〕劄："札"的异体字。"目连劄"为"瞬目多"之意。

丸主之，以除热痰，不可用巴豆及温药大下之，恐搐虚，热不消
也。小儿热痰客于心胃，因闻大声非常，则动而惊搐也，若热
极，虽不闻声及惊，亦自发搐。

张元素曰：急惊者，阳症也。俱腑受病，热痰客于心肺，是
少阳相火旺。经云：热则生风。因闻人声而作。若谓东方震卦，
得火气而发搐，火本不动，焰得风而动，当用利惊丸、导赤散、
泻青丸。搐止，宜服安神丸。

危亦林曰：惊风形症不明，若言阴症，则浑身又温，若作阳
症，则又不大搐，乃阴阳不和，宜用防风温胆汤下大惊丸、小惊
丸[1]。

杨士瀛曰：急惊先当定搐。搐由风也，风由热也，搐已定，
方可下热退惊。热若不退，惊亦不散。急惊，截风定搐为要。风
搐即定，次与下热，热去则无风，风散则不搐。

朱震亨曰：老医常言，小儿惊搐多是热症，若先便用惊风
药，若白附子、全蝎、僵蚕、川乌之类，便成坏症。后有医幼科
者，只用导赤散加地黄、防风进三服，导去心经邪热，其搐便
止，次服宁神膏，神效。

曾氏曰：急惊之论，前代书所不载，惟曰阳痫。大概失所爱
护，或抱于当风，或近于热地，昼则食多辛辣，夜则衾盖太厚，
郁蒸邪热，积于心，传于肝，再受人物惊触，或跌仆呼叫，雷声
鼓乐，鸡鸣犬吠，一切所惊。未发之时，夜卧不稳，睡中或哭或
笑，咬牙咬乳，鼻额有汗，气喘痰喘，忽尔闷绝，目直上视，牙
关紧急，口噤不开，手足搐掣，此热甚而然，况兼面红脉数可
辨。盖心有热而肝有风，二脏乃阳中之阳，心火也，肝风也，风
火阳物也。风主乎动，火得风则烟焰起，此五行之造化，二阳相
鼓，风火相搏，肝藏魂，心藏神，热则神魂易动，故发惊也。心

[1]　丸：原本作"元"，今并律为"丸"。

主乎神，独不受触，遇有惊则发热，热极生风，故能成搐，名曰急惊。治之之法，先发表，次通心气，疏涤肝经，安魂退热，惊风即除，与之去痰，免成痴疾，但不可用大寒凉药。

李仲南曰：大要急惊用药，有次第，有轻重。开关以后，且与截风定搐，风搐即定，却下痰热，理为至当。若患在痰热，未有惊风，只可退热化痰，不可妄投惊风药，盖药中多用寒凉，恐引痰热入经络。凡病在热，不要妄治痰，止当解表。病在惊，不可妄治风，盖惊由痰热，只可退热化痰，而惊自止。病在痰，不可便治惊，急须退热化痰。病在风，不可妄治搐，盖风由惊作，只可利惊化痰，其风自散。若惊亦有搐，须用截风散，至妙之道。若治惊而痰不化，热亦不退，惊安得自止？化其痰，热若不退，风亦不散，痰安得去？是知不治之治，所以治之也。急惊初传，风搐得定，而痰热一泄，又须急与和胃定心之剂。若搐定而痰热无多，则但用轻药消痰除热可也，然急惊虽当下，切不可过用寒凉，致成慢惊。且如只下痰热，不必太骤，但斟酌处，只用大黄一味足矣。且急惊症，原在于去肝风，降心火，幼幼书以为至要之说也。

薛己曰：急惊之候，牙关紧急，壮热涎涌，窜视反张，搐搦颤动，口中气热，颊赤唇红，脉浮洪数者，此肝经血虚，火动生风。盖风生则阴血愈散，阴火愈炽，火动则肺金愈亏，肝木愈旺，宜滋肝血养脾气。

王肯堂曰：急惊由内挟实热，外感风邪，心家受热积惊，肝家生风发搐，肝风心火，二脏交争，风气壅盛，无可发泄，故暴烈也。又有搐搦反张斜视，而牙关不紧，口无痰涎而气热，未可直指为惊风，恐是伤风、伤寒、夹食、夹惊、疹痘等症。此即钱氏假搐之说，又各依本症施治。又急惊搐搦，不可把捉，但扶持之。否则，风痰逆入经络，遂使手足拘挛，或成废疾。小儿急慢惊风，古谓阴阳痫，急者属阳，阳盛而阴亏，慢者属阴，阴盛而

阳亏，阳动而躁疾，阴静而迟缓，皆因脏腑虚而得之。虚能发
热，热则生风，是以风生于肝，痰生于脾，惊出于心，热发于
肝，而心亦热，以惊风痰热，合为四症，搐搦掣颤，反引窜视，
为八候。凡眨眼摇头，张口出舌，唇红脸赤，面眼唇青，及泻皆
青，发际印堂青筋，三关虎口纹红紫或青者，皆惊风候也。大抵
肝风心火，二者交争，必挟心热而后始发[1]于搐。故热必论虚
实，症先分顺逆，治则有先后。盖实热为急惊，虚热为慢惊，慢
惊当无热，其发热者虚也。急惊属阳，用药以寒；慢惊属阴，用
药以温。然又必明浅深轻重进退疾徐之机，故曰热必论虚实。男
搐左视左，女搐右视右，男眼上窜，女眼下窜，男握拇指外出，
女握拇指入里，男引手挽左直右曲，女引手挽右直左曲，凡此皆
顺，反之则逆。亦有先搐左而后双搐者，但搐则无声，搐逆则有
声。其指纹弯弓入里者顺，反外者逆，出入相半者难痊，故曰症
必分顺逆。阳病阴脉，阴病阳脉，亦为反。热甚生痰，痰甚生
惊，惊甚生风，风甚发搐，治搐先于截风，治风先于利惊，治惊
先于豁痰，治痰先于解热，其若四症俱有，又当兼施并理，一或
有遗，必生他症，故曰治有先后。纲领如此。若分三者言之，暴
烈者为急惊，沉重者为慢惊，至重者肝风木之克脾土，为慢脾
风。丹溪云：忽惊用降火下痰丸，养血药作汤下之。慢惊当补
脾，兼用朱砂安神丸，清米汤下，更于血药中求之，如四物、四
君、东垣黄芪益黄散之类。世以一药通治，甚妄。薛氏于急慢惊
痫之外，又出惊风一症，其候虚惕怔忡，气怯神散，痰涎来去，
泄泻色青，盖惊之轻而虚者也。若惊入心，则面赤夜啼，用栀子
清肝汤加黄连。若入肝则面青眼窜，用柴胡清肝汤。若入脾则面
黄呕吐，虚汗嗜卧，用六君子汤加柴胡、山栀。若入肺则面白喘
急，用异功散加柴胡、桔梗。若入肾，则面黑啮乳咬牙，用六味

─────────

〔1〕　始发　原本作"发始"，据文义改。

地黄丸。

叶桂曰：小儿仓猝骤然惊搐，古曰阳痫，从热症治，古人用凉膈散为主方。按：急惊风属阳热病，用凉膈以清膈间无形之热。膈上邪热，逼近膻中，络闭则危殆矣。此宣通乃一定之法，然必询病因察时候治之。幼科以痰热风惊四治，犹可说也，吾乡有专科，立方钩藤、连翘、木通、薄荷、前胡、枳壳、桔梗，加入表散消食，多不效验。惊为七情，内应乎肝，肝病发惊骇，木强火炽，其病动不能静，且火内寄肝胆，火病来必迅速，后世龙荟芩连，必加冰麝硝黄，取其苦寒直降，咸苦走下，辛香通里窍之闭也，如牛黄丸、至宝丹、紫雪丹皆可选用。凡热邪塞窍，神迷昏愦者仿此。钩藤、丹皮之属，仅泄少阳胆热，与急惊暴热内闭之症无益。若火热劫灼血液，苦寒咸寒，不中与也，宜犀角地黄汤之属。方书有镇坠金石之药，有攻风劫痰之药，虽非常用，要不可不考。惊与厥，皆逆乱之象，仲景云：蛔厥都从惊恐得之。凡吐蛔腹痛呕恶，明是肝木犯胃，幼医乱治，束手告毙，余宗仲景法，每效。

## 慢　惊　风

钱乙曰：慢惊，因大病后，或吐泻，或只吐不泻，变成脾胃虚损，遍身冷，口鼻气出亦冷，手足时瘈疭，昏睡露睛，此无阳也，宜瓜蒌汤主之。

张元素曰：慢惊者，阴症也，俱脏受病。

曾氏曰：治慢惊者，考之古书，亦无所据，惟载阴痫而已。盖慢惊属阴，阴主静而搐缓，故曰慢。其候皆因外感风寒，内作吐泻，或得于大病之后，或传误转之候，目慢神昏，手足偏动，口角流涎，身微温，眼上视，或斜转，或两手握拳而搐，或兼两足动掣，各辨男左女右搐者为顺，反此为逆。口气冷缓，或囟门陷，此虚热也。脉沉无力，睡时扬睛，谓两目半开半合，此真阳衰耗，而阴邪独盛。阴盛生寒，寒为水化，水生肝木，木为风化，木克脾土，胃为脾之腑，故胃中有风，瘛疭渐生。其瘛疭状，两肩微耸，两手垂下，时复动摇不已者，名曰慢惊，宜以青州白丸子、苏合丸入姜汁杵匀，米饮调下。虚极者，加金丹液。

虞抟曰：慢惊者，因吐泻日久，中气大虚而得。盖脾虚则生风，风盛则筋急，宜用温白丸。

鳌按：脾虚则生风者，非风自脾生，以脾虚则肝木必强，乃风生于肝也，故风盛则筋急，以肝主筋故耳。观温白丸中僵蚕、全蝎、白附、天麻等，皆治肝药可见。

李梴曰：阴症慢惊，自阳症急惊传来，才经吐泻，便是慢惊，男子以泻得之为重，女子以吐得之为重。慢惊因吐泻得者，宜醒脾散、加味术附汤。虚风痰多者，宜八仙散。慢惊纯阴症，宜乌蝎散。或阳症尚在，宜蝉蝎散。若有急惊方传慢候，而尚有阳症，八候尚在，不必回阳，但与截风调胃，用蝉蝎散、醒脾散。若手足冰冷，方可回阳，用硫黄、附子。泻滑青者，宜防慢惊，盖泻青色乃挟惊，木克土也。

李杲曰：小儿慢惊，或吐利不止，变成虚风搐搦者，非风也，胃气欲绝也，用来复丹五粒研碎，米饮调下，即效。

史演山曰：慢惊之候，盖由急惊过用寒凉，或转太骤，传变成之。又有吐利不止而成者，有气虚暴吐泻而成者，有夏月脾胃伏热，大吐泻，当解暑热，不可专曰固阳。有脏虚洞泻成者，有得之久嗽作痫者，有得之发痫不已者，有得之虫积冲心者。惟吐泻积痢成虚致之，则变症甚速。凡才经吐泻，便是慢惊，须用温中扶里。或搐来紧急，乃慢惊初传，尚有阳症，不可误作急惊，世言搐慢为慢惊，非也，若泥此，往往指慢脾为慢惊矣。凡慢惊，男子以泻得之为重，女子以吐得之为重。又吐有五症，泻有五症，各明所因主治。古云：病家怕惊不怕泻，医家怕泻不怕惊。如因泄泻不止，且先治泻，若更治风，则惊风愈甚，如因他症，则当循原施治也。其慢惊候，若从急惊传来，只可截风调胃，均平阴阳，不可全用阳药，使阳归阳，复作急惊之症。

张涣曰：急惊以关窍不通，略用冰麝开通，定其搐搦尚可。慢惊阴重阳亏，诸经已虚，不宜开通，又凉其脏，易作慢脾风，致不易疗。

闻人槻曰：慢惊危急，如眼睛昏定，定而眨[1]，虽眨不左右顾，或窜视，四肢厥冷，汗出如流，口面黧暗，指甲黑，四体垂軃，至重。慢惊症，眼半开半合，似睡不睡是也。其脉或浮或沉，身或热或凉，或吐或泻，或不吐不泻，或食乳，或阻乳，各半阴半阳合病，即如伤寒半表半里也。

叶桂曰：慢惊古称阴痫，其治法急培脾胃，理中汤为主方。有痰呕吐，用南星、白附子、六君子汤。声音不出，开窍加竹沥、姜汁、菖蒲根、郁金之属。是病皆他病致变，其因非一，有过饥，禁食气伤，有峻药强灌伤胃，有暴吐暴泻，脾胃两败。其症面青㿠白，身无热，虽热不甚，短气骨软，昏倦如寐，皆温补治之。惟呕逆不受乳食，温补反佐姜连，连理汤，钱氏益黄散，钱氏异功散。

# 慢 脾 风

杨士瀛曰：慢脾风，由慢惊后吐泻损脾，病传已极，总归虚处，惟脾所受，故曰脾风。风无可逐，惊无可疗，但脾间痰涎凝滞，虚热往来，其眼合者，乃脾困气乏神迷也。若见眼合，便是脾风。慢惊眼在半开半合之间，乃知阴气所盛，传入脏间，阳气已亏，脾经属阴，次第入脾，故言慢脾风候也。慢惊，其眼半开

---

〔1〕 眨 原本作"砭"，据文义改。

半合，则当预作慢脾风调理。慢脾风之候，面青额汗，舌短头低，眼合不开，睡中摇头吐舌，频呕腥臭，噤口咬牙，手足微搐而不收，或身冷，或身温，而四肢冷，其脉沉微，阴气极盛，胃气极虚，十救一二，盖由慢惊风传变，宜黑附汤救之。又，生附四君子汤、蝎附散皆可。慢脾风用药，乃不得已也，其危如灯无油，渐见昏灭，钱氏用金液丹与青州白丸子各半研匀，米饮薄荷汤下一钱或钱半，此截风回阳也。

张云岐曰：小儿头虽热，眼珠青白而足冷，头虽热，或腹胀而足冷，头虽热，或泄泻而足冷，头虽热，或呕吐而足冷，头虽热，或渴而足冷。以上五症作搐者，名曰慢脾风，速与补脾益真汤，加全蝎一枚，或用全蝎观音散。

谭殊圣曰：慢脾风，又名虚风，小儿或吐或泻后，面色虚黄，因虚发热，才见摇头斜视，昏困额汗，身亦粘汗，声沉小而焦，即是脾风之症，不必定因急慢惊传次而至。慢脾，惟吐与泻、积与痢传入，其症变至速，虚更速也，治必循次平和，无令速愈之理，调脾养胃，不可过剂也。

鳌按：汤氏法，凡因吐泻成虚风慢脾者，先用夺命散、青州白丸子末，煎如稀糊，入蜜调，控下涎后，服醒脾散。

## 天　吊内吊附

李梴曰：小儿瘈疭不定，翻眼戴睛，状若神祟，头目仰视，手足抽掣，如鱼之上钓，故曰天钓。甚者爪甲亦青，此由乳母过食热毒，心肺生热，加以外感风邪所致，宜用九龙控涎散、钩藤散，热盛则保命丹，痰盛则抱龙丸。又有惊风内钓之症，腹痛多啼，面青唇黑，伛偻反张，外肾肿，尿如米泔，眼有红筋血点，乃寒气壅结也，宜钩藤膏。

阎孝忠曰：天吊，亦惊风症也。但天吊发时，头目必仰视，惊风则无此症状。

张涣曰：小儿心膈壅滞邪热，痰涎蕴积，不得宣通，或乳母饮酒食肉，烦毒之气，流入乳中，令儿宿滞不消，邪热毒气，乘于心神，致使惊悸，眼目翻腾，壮热不休，瘛疭，病名天钓，甚者爪甲皆青，状如神祟，宜一字散、牛黄散。

薛己曰：内钓者，腹痛多喘，唇黑囊肿，伛偻反张，眼尾赤，此胎中受风及外惊所致。若内脏抽掣作痛，狂叫，或泄泻缩脚，内症一作，外症亦然，极难调理，内症服聚宝丹，外症服钩藤饮，进乳食者可治。若因乳母厚味，宜加味清胃汤。若因乳母郁怒积热，加味逍遥散加漏芦。

## 急慢惊诸恶候

曾氏曰：急惊天吊之后，有变作潮热似疟者，手足逆冷，盖因病愈时不善将护，风邪乘虚而入经络所致，此症所用药品，可间使苦寒之味，务在消阳盛之火，肺金得盛，肝木自平，而风邪亦散，斯为良法。

阎孝忠曰：惊风或泄泻等症，有烦渴者，皆津液内耗也，不问阴阳，宜钱氏白术散，使满意取足饮之，愈多愈好。

薛己曰：诸惊，有目睛瞤动者，盖目者，肝之窍，肝胆属风木，二经兼为相火，肝藏血，血不足则风火内生，故目瞤动，宜用四物汤益其血，柴胡、山栀清其肝，阴血内荣，则虚风自息矣。有唇口蠕动者，唇为脾之华，口乃脾之窍，又阳明之脉，环唇口而交人中，是以脾胃虚者，多有此症，不独病后而已。夫脾主涎，脾虚不能收摄，多兼流涎，或误认为痰而祛逐之则津液益枯，不能滋养筋脉，逐致四肢抽搐，病势愈甚，原其治法，与慢脾风相同，当大补脾肾，加升、柴，切勿用青皮、龙胆之类。有忽然惊搐目直者，皆肝之风热也。若肝虚生风，则目连劄而不

搐，及多欠咬牙。若肝经风实，则目直大叫，呵欠项急顿闷。若
肝经有热，则目直视不搐，得心热则搐，气热则外生，气温则内
生，其症手寻衣领，及乱捻物，宜泻清丸。壮热喘闷，宜泻白
散。有睡中惊动者，由心肾不足也，盖心主血与神，肝藏血与
魂，肺主气与魄，肾主精与恐。小儿脏腑脆弱，易于惊恐，恐则
气下，惊则心无所依，神无所归，且人之神气，寤则行于目，寐
则栖于肾，今心肾即虚，则不能宁摄精神，故睡中惊动，治宜清
心安神，用茯苓补心汤加茯神、枣仁、五味。亦有惊吓而作者，
因击动其肝，故魂不安也，治宜镇静定魄，用安神镇惊丸。有惊
后目微动咬牙者，皆病后亡津液，不能荣其筋脉也。亦有肝经虚
热而生风者，当审其气血有余不足而治之。有惊泄者，肝属木，
盛则必传克于脾，脾土即衰，则乳食不化，水道不调，故泄泻色
青，或兼发搐者，盖青乃肝之色，搐乃肝之症也。亦有因乳母脾
虚受惊，及怒动肝火而致者，法当平肝补脾，若用峻攻之药，脾
气益虚，肝邪弥甚，甚至抽搐反张者，亦肝火炽盛、中州亏损之
变症也。凡见惊症，即用四君、六君、异功等方，加白附子定
风，柴胡平肝，引经以杜渐，则必不至泻搐而自安矣。今已见泻
吐惊搐，尚不知补脾平肝，以保命丹、抱龙丸、镇惊丸等治之，
其亦去生远矣。

## 惊风诸变症<small>惊瘫　鹤膝　摇头</small>

　　曾氏曰：肝属木，其动则应风，病则主惊骇。诸热引肝风，
风生痰，痰作搐，小儿惊风之际，手足动掣，当听其自定，然后
疗之，免生异症。或父母见病势可畏，从而按伏之，岂知筋者肝
之合也，临发病时，若按束其手足，则筋不舒伸，遂致经络为风
所闭，致成惊瘫鹤膝，变为废人。凡小儿心悸不常，及遍身肿
痛，或手足不随，此为惊瘫候也。若治之稍迟，至臂腕膝胫骨节

之间，流结顽核，或膝大而胫肉消，胫骨露，如鹤膝之状，或为
痈为疖，此名鹤膝候也，并宜发汗为先，使腠理开通，则风热可
除，有湿亦去，用百解散，和五苓散料，倍加麻黄，加姜葱煎
服，微汗为度，次用防己汤、独活汤加桑寄生，或黑虎丹作少丸
子间服，使风不生而痰不作，则易愈。若为痈为疖，痛重者，用
黑牵牛半生半炒，研煎无灰酒，调下五苓散，以除流注之寒湿，
则肿毒自消；如入腑闭而不通，是风热内蕴，其右腮红紧，及右
手三部脉浮而滑实，宜五和汤或当归散。其加减尤在临机，若泥
一方，非良医也，前症更宜间服排风汤。

　　薛己曰：鹤膝风者，其腿渐细，其膝愈粗，状若鹤之膝，是
以名之。此因肾经不足，外邪乘之。初则膝内作痛，外色不变，
伸屈艰难，若一二月间，焮肿色赤而作脓者，可治。肿硬色白而
不作脓者，难治。初起以大防风汤为主，而佐以益气养荣汤，乃
为正治。

　　楼全善曰：肝风摇头者，乃肝血液盛，外有风热乘之，故相
引动摇而不定也。

　　王肯堂曰：犹忆少时闻友人孙彭山云，尝见一小儿患惊搐，
延医治之，诸症悉退，独头摇不止，后一老医，于常服药中，加
入草河车草，即时愈。按：此草，《神农本经》名蚤休，《唐本》
名金线重楼，钱氏方名白甘遂，主治惊痫摇头弄舌，乃本经正
文，古人谓遵白文疗病多效，不虚也。


# 诸惊不治症


　　龚信曰：眼睛翻转，口中出血，两足摆跳，肚腹搐动，摸体
寻衣，神昏气促，喷药不下，通关不嚏，心中热，忽大叫者，皆
急惊不治之症也。四肢厥冷，吐泻咳嗽，面黯神惨，胃痛鸦声，
两胁动气，口生白疮，发真摇头，眼睛不转，涎鸣喘噎，项软，

二便不禁，手足一边牵引，皆慢惊不治之症也。

罗谦甫曰：患慢惊者，若似搐而不甚搐，似睡而精神散漫，四肢与口中气皆冷，睡中露睛，或胃痛而啼哭如鸦声，此症已危，盖脾胃虚损故也。

杨士瀛曰：慢惊欲绝之候，虚痰上攻，咽喉引气，呼吸粗大，脉来浮数，是谓阴盛强阳，错认以为阳气已复，与药下痰，痰随药下，气随痰绝，殊不知覆灯将绝之时，虽不下药，亦无生意矣。

慢脾风，身冷粘汗，直卧如尸，喘嗽头软，背直口噤摇头，二便不禁，唇缩气粗，痰如牵锯之声者，不治。慢脾风，若一脏绝，即不可下药；如眼无光，指甲黑，四肢垂軃[1]，五体俱冷，并不须下药。

滑伯仁曰：诸惊搐而不休，休而再搐，惊叫发搐，汗出足冷，痰满胸喉，口开目直者，皆不治。

---

〔1〕軃（duǒ躲）　垂下貌。

# 卷　二

## 痫　痉

　　仆地作声，醒吐馋涎，异于惊病，命之曰痫。小儿恶候，痫
其一焉。所以然者，气骨不坚，脏腑尚弱，血脉未全，乳哺失
节，客气相干，惟风惊食，乃痫之原。风属外感，惊属内缘，不
内不外，食所是专。盖此三因，三痫各缠，别其经络，脾与心
肝。然古痫症，称有五端，五脏配合，六畜殊看。一曰马痫，马
叫连连，此其所属，心火熬煎。二曰羊痫，羊叫绵绵，此其所
属，肝风作愆。三曰鸡痫，鸡鸣关关，此其所属，肺部邪干。四
曰猪痫，猪叫漫漫，此其所属，右肾病传。五曰牛痫，牛吼啴
啴，此其所属，脾土湿涸。应声而发，俱各仆颠。心则面赤，吐
啮舌尖。肝则面青，手足掣挛。肾则面黑，体直尸眠。肺则面
白，惊跳头旋。脾则面黄，四肢缓瘫。古人分辨，若是班班。然
诸痫症，莫不有痰，咽喉梗塞，声出多般。致疾之由，惊食风
寒，血滞心窍，邪犯心官，随声所发，轻重断联，虽似六畜，讵
竟确然，奚分五脏，附会戈戈，专通心主，血脉调宣，豁痰顺
气，治法真诠，医者识此，慎毋改迁。痫为心病，痉乃肝癫，风
邪所袭，太阳最先，肝风内煽，相与招延，内外风合，强直难
扳，角弓反张，发则如弦，不搐不搦，目惟上观，有刚有柔，悉
心以探，大约气虚，病根内拴，兼痰挟火，病势难安，治痉之
法，其旨甚元，摇头噤口，相类为缘，乘脾合胆，区别其间。

# 痫痉之分

张元素曰：身软时醒者为痫。身反张，强直如弓，不时醒者为痉，十无一生。痉与痫，亦惊风之属。

陈藏器曰：惊痫，即急惊之症。但惊痫发时，仆地作声，醒时吐涎沫，急慢惊俱不作声，不吐沫也。

杨士瀛曰：痫者，手足冰冷。痉者，举身强直。痉痫本一病，当以阳刚阴柔别之。刚者无汗，柔者有汗，其症肢体强直，腰身反张，甚于风痫，大抵不治。痫者，卒然晕倒，目瞪流涎，神气郁勃，四肢搐搦，沉默昏愦，似死似生，其声恶叫，过后惺惺，治法惟以惊风食三种、阴阳二症别而治之。如惊痫者，恐怖积惊而发，啼叫恍惚，宜定魄丸、沉香天麻汤。风痫者，风邪外袭，先屈手指，如数物乃发，宜追风祛痰丸。食痫者，乳食时遇惊停积，或成癖，或大便酸臭，宜紫霜丸。始也身热，抽搐啼叫，是为阳痫，易治，宜龙脑安神丸。始也身无热，手足清冷，不抽掣，不啼叫，是为阴痫，难治，宜引神归舍丹。因急惊成痫，宜三痫丹。因慢惊成痫，宜来复丹取利。胎中受惊成痫，宜烧丹丸。痫病方萌，耳后高骨间必有青纹纷纷如线，见之，急用爪破，须令血出啼叫，尤得气通，更易效也。

薛己曰：钱乙云，角弓反张者，由风邪客太阳经也。足太阳主周身之气，其脉起于目内眦而行，肝属木主风，所以风邪易侵也。夫小儿皮肤未密，外邪易伤，肝为相火，其怒易发，若身反张强直，发热不搐者，风传太阳也，宜人参羌活汤。丹溪云，痉比痫为虚，宜带补，多是气虚有火兼痰，用人参、竹沥治之，不用兼风之药，此论实发前人所未发，前辈虽云十无一生，盖未尝有此法施于人也。

# 阴阳二痫

史演山曰：阳痫者，因感惊风三次发搐，不为去风下痰，则再发。曰三次者，或一月，或一季，一发惊搐，必经过三度，故曰三次，非一日三次也，所谓惊风三发即为痫者是也。其候身热自汗目上视，嚼沫咬牙，手足掣搐，面红紫，脉皆浮数，以百解散加五和汤疏解，下痰用水晶丹、半夏丸。阴痫者，因慢惊后去痰不尽，痰入心包而得，四肢逆冷，吐舌摇头，嚼沫，牙关紧闭，不甚惊搐，作啼，面色或白或青。脉沉微，治以固真汤，调宽气饮和解。

王汝言曰：痫，小儿之恶候也。盖小儿血脉不敛，气骨不聚，为风邪所触，为乳哺失节，停结癖积而得之。其候神气怫郁，瞪目直视，面目牵引，口噤流涎，肚腹膨胀，手足掣搐，似死似生，或声或哑，或项背反张，或腰脊强直，但四体柔弱，发而时醒者为痫。若一身强硬，终日不醒者，则为痉症，不可不辨。

# 风惊食三痫

王肯堂曰：《全婴方》云，风痫因将养失度，血气不和，或厚衣汗出，腠理开舒，风邪入之，其病在肝，肝主风，其症目赤面青发搐，宜琥珀散、驱风膏、大青膏。有热，四顺饮，退后与利惊丸下其痰涎。惊痫因血气盛实，脏腑生热，或惊怖大啼，精神伤动，外邪入之，其病在心，心主惊，其症忽然叫声发搐，宜琥珀散、镇心丸。有热，四顺饮、利惊丸下之，不生别病。食痫其病在脾，脾纳食，其症嗳吐酸气，即发搐，此症或大便酸臭，紫丸子下之。以上三症，大同小异，并属阳也，各目睛翻斜，手足潮搐，或作猪声，发过即瘥，皆十生一死。

# 五脏痫

薛己曰：面赤目瞪，吐舌啮舌，心烦气短，其声如羊，曰心痫。面青唇青，两眼上窜，手足挛掣，反折，其声如犬，曰肝痫。面黑目振，吐沫，形如尸，其声如猪，曰肾痫。面如枯骨，目白反视，惊跳反折，摇头吐沫，其声如鸡，曰肺痫。面萎黄，目直腹满，四肢不收，自利，其声如牛，曰脾痫。五痫通用五色丸为主，参以各经之药。

王肯堂曰：按《千金》叙六畜痫，无五脏之分，钱氏始分之，而无马痫。曾氏谓初发作羊犬声者，咽喉为风痰所梗，声自如此，其理甚明。言六蓄者，强名之耳。故丹溪谓于经即无所据，而治法亦未有五者之分，所以不必分五也。

# 痫症治法

刘完素曰：大抵血滞心窍，邪气在心，积惊成痫，通行心经，调平血脉，顺气豁痰，乃其要也。假如小儿有热有痰，不欲乳哺，眠睡不安，常常惊悸，此皆发痫之渐，即以紫霜丸导之，时间量与此丸，减其盛气，则无惊风痫钓之患。诸痫发不能言者，盖咽喉为气之道路，风伤其气，以掩声音道路之门，抑亦血滞于心、心窍不通所致耳。南星炮为末，猪胆汁调和，少许啖之极效。若钱氏五痫丸、南星散，以菖蒲汤调下，治痫之要药也。

# 诸痫不治症

钱乙曰：五痫甚者死。病后甚者亦死。

楼全善曰：小儿痫病，目直无声，目睛不转，眼生白障，唇黑眼慢，瞳人瞬动，目间青黑，面青指黑，口出涎沫如白脓，口噤肚胀不乳，喉如牵锯之声，多睡不乳，身热下血不乳，身体痿软不醒，腹内虚鸣，痃逆而痛，吐利不止，汗出壮热不休，卧久不寝，身体反张，大人脊下容一手，小儿脊下容一指，并不治。

## 痉 必 拘 挛

张涣曰：小儿痉病，所受肝风，怯弱，致筋脉挛缩，两手拳，伸展无力，是名拘挛，宜薏苡丹。

# 疳　积

古称儿病，惊疳最大。惊得心肝，疳得脾胃，脏腑因由，各不相蔽。童稚之时，病则为疳，弱冠而后，病成痨瘵，同出异名，惟年齿计，元气亏伤，气血虚惫，其原则一，非有他病。曰惟小儿，脏腑娇脆，饱固易伤，饥亦为害，热则熏蒸，冷则凝滞，故疳之来，必有伊始。或幼缺乳，耗伤形气，此疳之根，积渐生蒂。或二三岁，乳食无制，此疳由脾，过饱反瘁。或喜生冷，甘肥粘腻，此疳由积，肠胃气闭。或母自养，一切无忌，喜怒淫劳，即与乳吮，此疳由母，传气为戾。或因病余，妄行转泄，胃枯液亡，虚热渐炽，此疳由医，冒昧错治。大抵疳病，缘此等弊。然而古人，五脏分隶，各有症形，各有方剂。肝心肾肺，脾总多累，二十四候，更宜体会，庄氏家传，最为详备。总之疳候，必先贪嗜，盐酸炭米，好吃泥块，口渴且馋，形体憔悴，潮热肠鸣，面黄便秽，渐渐腹胀，牙干目眛，揉鼻捎眉，脊高项细，甚至缩腮，头皮光异，肚大筋青，发焦毛悴，龈烂腿枯，周身疥癞，种种恶候，讵必齐逮，约略形神，实惟危殆，为语病家，毋徒嗟喟，失治于前，今亦无奈。

## 疳病原由症治

钱乙曰：大抵疳病，当辨寒热肥瘦。其初病者为肥热疳，久病者为瘦冷疳，冷热交作者为冷热疳，当分治之。诸疳皆当补其母，假令日中发潮热，是心虚热也。肝为心母，法当先补肝母，肝实而后泻心，心得母气，则内平而潮热自愈矣。

危亦林曰：疳者干也，瘦瘁少血也，皆由气血虚疲，脏腑受伤，故有五脏疳。外有蛔疳、脊疳、脑疳、干疳、疳渴、疳泻、疳痢、疳肿、疳疮、疳劳、无辜疳、丁奚、哺露，治之各有方。其病多因乳哺失常，肥甘不节，肠胃积滞而得之。惟肾疳害人最速，盖肾虚受邪，疳奔上焦，故以走马为喻。初作口臭，次传齿黑龈烂，热血并出，甚则齿脱，宜急治之，才得全活，然齿不复生矣。

张元素曰：疳者，小儿受癖，或久吐泻，医者妄投转过之药，小儿易为虚实，致令胃虚而亡津液，内发虚热，外消肌肉，一脏虚则诸脏皆弱，其病目胞肿，腹胀，利色无常，渐加瘦瘁，久不可痊[1]，是肠胃有风，宜宣风散导之，后则各依本脏补其母。

《圣惠方》曰：凡小儿疳在内，眼涩腹胀，利色无常，或如泔淀，日渐羸瘦，此候可疗。若鼻下赤烂，自揉鼻，头上有疮，生痂痛痒，渐渐流引，绕于两耳，时时目赤，头发稀疏，脑皮光紧，头大项细，肌体瘦羸，亦可治也。若唇口被蚀，齿龈五色，或尽峭黑，舌下有白疮，上腭有窍子，口中时有臭气，齿龈渐染欲烂，亦可治也。若下部开张，有时赤烂，痒不可忍，下利无

---

[1] 可痊 原本作"痊可"，据文义改。

常，亦可治也。若疳蚀肌膂，十指皆痒，自咬指甲，头发作穗，脊骨如锯，有时腹胀，有时下利，若急治之，无不瘥也。惟五疳有绝候，皆不可治。一衬着脚中指底不觉疼，二抱着手足垂軃无力，三病未退遍身不暖，四脏腑泻青涎及沫不止，五项筋舒展无力，如此之候，皆不可治也。

初虞世曰：有热疳，有冷疳，有冷热疳，此其要也。热疳者，病多在外，鼻下赤烂，头疮湿痒，五心烦热，掀衣气粗，渴引冷水，烦躁卧地，肚热脚冷，潮热往来，皆热疳也。冷疳者，病多在内，利色无常，其沫青白，肢体软弱，目肿面鼃。又一症，燥渴卧地，似有热状，惟饮食不进，滑泄无已，亦冷疳也。其有泻多脓血，日加瘦弱，此则谓之冷热疳。大抵疳之受病，皆虚使然，热者虚中之热，冷者虚中之冷，治热不可妄表过凉，治冷不可峻温骤补。故曰，小儿易为虚实，脾虚不受寒温，服寒则生冷，服温则生热，当识此勿误。

曾氏曰：大抵疳之为病，皆因过餐饮食，于脾家一脏，有积不治，传之于脏，而成五疳之疾。若脾家病去，则余脏皆安。苟失其治，日久必有传变。脾家病，宜沉香槟榔丸、乌犀丸，更察虚实疗之。有虫者，使君子丸。心腹痛，吐清水，虫自下者，二圣丸。诸疳症皆宜用五疳保童丸、万应丸，常服化积止疳，仍各投本脏调理之剂。宁心，茯神汤。调肝，芪归汤。调脾，参苓白术散。补肺，补肺汤。补肾，调元散。庶各得其宜，前症不致再作。

叶桂曰：幼儿断乳纳食，值夏月脾胃主气，易于肚膨泄泻，头及手足心热，形体日瘦，或烦渴善食，渐成五疳积聚，当审体之强弱、病之新久，有余者当疏胃清热。食入粪色白，或不化，当健脾佐消导清热。若湿热内郁，虫积腹痛，导滞驱虫微下之，缓调用肥儿丸之属。稚年五疳，犹大方五痨，虽方书有五脏之分，是症夏令为多，固从脾胃。盖小儿乳食杂进，运化不及，初断乳后，果腥杂进，气伤滞聚，致热蒸于里，肌肉消瘦，腹大肢细，名曰丁奚，或善食，或不嗜食，或渴饮无度，或便泻白色，久延不已，多致凶危。宜忌食生冷腥肥凝滞，治法初用清热和中分利，次则疏补化运，一定之理。

## 五　脏　疳

钱乙曰：肝疳亦名风疳，白膜遮睛，亦名筋疳，泻血而瘦。心疳亦名惊疳，面黄颊赤，身壮热。脾疳亦名食疳，面黄腹大，食泥土，又名肥疳，身瘦虚黄，干而有疮，其候不一，今略举之：目涩或生白膜，唇赤，身干黄或黑，喜卧冷地，或食泥土，身有疮疥，泻青白黄沫水，利色变易，腹满，发鬓作穗，头大项细，极瘦，饮水。肺疳亦名气疳，气喘，口鼻生疮。肾疳亦名急疳，极瘦疮疥，亦名骨疳，喜卧冷地。

曾氏曰：肝疳多生眵，发际左脸多青，或白睛微黄，泻利夹水，或如苔色。心疳咬牙舒舌，爱饮冷水，喜伏眠于地。脾疳爱食冷物，引饮无度，身面俱黄，发稀作穗，头大项小，腹胀脚弱或泻，肌瘦目慢，昼凉夜热，不思乳食。肺疳鼻下赤烂，手足枯细，口腥，右腮㿠白。肾疳两耳内外生疮，脚如鹤膝，头缝不合，或未能行，牙齿生迟，其缝臭烂，传作走马疳之类。

王汉东曰：凡治疳不必细分五疳，但虚则补之，热则清之，冷则温之，吐则治吐，利则治利，积则治积，虫则治虫，不出集圣丸一方加减用之，屡试屡效。

## 无　辜　疳

《圣惠方》曰：小儿无辜疳，脑后有核如弹丸，捏之反下转是也。若不速去，当损其命。此核初生软而不痛，中有虫如米粉，得热气渐长大，大则筋结定，定即虫随血气流散，所有停蓄，子母相生，侵蚀脏腑，肌肉作疮，或大便泻脓血，致渐黄瘦，头大发直，手足细弱，从兹夭折。

王汉东曰：小儿无辜疳者，盖是饥饱劳役，风惊暑积，入邪所伤，久渐黄瘦，吃食不长肌肉，夜间多哭，身上或发微热，多渴，不知饥饱，或生疮癣是也。

## 疳病二十四候

《庄氏家传》曰：第一候，泻脓血，日渐瘦，是冷热疳。第二候，脚细肚高，胸前骨生，爱吃泥土酸咸，日久通身黄，时时吐逆下利，腹内疼痛，是脾疳。第三候，鼻下赤烂，爱揉眼兼血利，是肺疳，乃因吃热物，或病乳所伤心肺，加之咳嗽，更服凉冷药过多，便上热下冷，渐渐昏沉，日夜烦哭。第四候，皮肤皱，面无颜色，身上燥痒，心烦。第五候，毛发稀疏，鼻内生疮，是肺疳。第六候，头生疮，发稀焦，是肝疳。第七候，牙变黄赤不定，是肾疳。第八候，发焦干，鼻下生疮，是肺疳。第九候，咬指甲，毛发作穗，四肢沉重，是心疳。第十候，齿虫蚀，肚上筋生，是骨槽疳。第十一候，肚逆腹胀，是胃疳，又名奶疳。第十二候，牙龈臭烂，面无颜色，不思食，是脾疳，又名口疳。第十三候，爱合面卧，多睡如醉，腹胀气急，因曾吃生肉，腹内有虫，是心脾疳。第十四候，鼻内干燥疼痛，口上臭气，牙根有鲜红血，是肝肺疳。第十五候，脚细肚高并青筋，是脾疳。第十六候，非时生疮，爱吃冷水，是热疳。第十七候，皮肤上生粟子，粪中米出，是脾冷疳。第十八候，气满腹胀，及口干，是心胃疳。第十九候，爱吃生米面炭砖瓦，是脾胃疳。第二十候，揉鼻揩眼，咬指甲，爱饮水，是肝渴疳。第二十一候，多寒热，爱卧不起，是骨热疳。第二十二候，爱饮水，目不开，是肝疳。

第二十三候，肌体或热或凉，发渴无时，是急疳。第二十四候，牙根黑，唇懒开，开则赤，是心疳积热。

# 丁奚哺露

李梴曰：丁奚者，腹大颈细黄瘦是也。丁者，手足与项极小伶仃也，奚者，腹大也，甚者尻高肉削，脐突胸满，或生谷癥。爱吃生米土炭等物，宜十全丹、布袋丸。哺露者，虚热往来，头骨分解，反食吐虫，烦渴呕哕，骨瘦峻嶒露形。盖丁奚哺露皆因脾胃久虚，形体瘦削亦由胎禀所成，尽皆无辜种类，并难治，大体相似，宜十全丹、布袋丸。

# 疳病名目

史演山曰：积是疳之母，所以有积不治，乃成疳积。又有治积不下，其积存而脏虚，成疳尤重。大抵小儿泄泻无时，作渴虚热，烦躁下利，肿满喘急，皆疳候虚症。古云疳虚用补，是知疳之为疾，不可更利动脏腑。发作之初，名曰疳气。肚大胀急，名曰肝虚。泻利频并，名曰疳积。五心烦热，名曰疳热。毛焦发穗，肚大筋青，好吃异物，名曰疳极。热发往来，形体枯槁，面无神采，名曰疳痨。手足细小，项长骨露，尻臀无肉，腹胀脐突，名曰丁奚。食加呕哕，头骨分开，作渴引饮，虫从口出，名曰哺露。总皆疳候。

# 五疳出虫法

《圣惠方》曰：五疳久而不瘥，则腹内必有虫，肌体黄瘦，下利不止，宜服药出之，用《圣惠》干蟾丸，则疳气渐退，其虫状如丝发，或如马尾，多出于腹背及头项上。若虫色黄白赤者可治。青色者不可疗也。又有积疳虫，虫蚀脊膂，身热羸瘦黄色，积中生热，烦渴下利，拍背如鼓鸣，脊骨如锯齿，或十指皆疮，频咬爪甲是也，宜《圣惠》金蟾散。

# 走　马　疳

王好古曰：走马疳，疳蚀之极也，乃五脏蒸热上攻，甚即遍沿作崩沙候，牙边肉肿烂，口内气臭。身微潮热，吃食不得，牙缝出鲜血，常动摇似欲脱，肉烂自漏落，治之先以淡盐汤洗口，即下紫金散掺之，日三次，揩杀牙边肉内虫。如大段甚，即下秋霜散掺之，然后以天竺黄散夹地黄膏调理即安。如不退，先落齿一两三个，即死不治，相次面光发，腮漏见骨而殂。

鳌按：曾氏治法，先去积热，用当归散合三棱散，加姜枣煎服，次投芦荟丸、玉露饮，及以盐温水灌漱，或以软鸡翎蘸盐水拂洗拭干，以密陀僧散傅之。若经久不愈，传于唇之上下，成崩沙症，腮穿齿落而死。

# 疳病不治症

危亦林曰：如疳痨疳泻，面槁色夭，齿张骨露，腹硬不食，皆危笃症也。

李梴曰：肝疳，目带青，左胁下硬，多吐沫，眼头黑者，不治。心疳，耳边有青脉，舌上有焦点者，不治。脾疳，肚大青筋，唇口无血色，人中平，下利不止者，不治。肺疳，嗽逆气急，泻白水，身上黑斑者，不治。肾疳，要吃咸酸，饮水不住，小便如粉汁，齿黑有疮，骨出耳干脑焦，不治。疳渴，饮水不止，舌黑者死。疳痨，气促者死。疳泻，痢咳逆脱肛者，不治。

# 发 热 烦 躁

病有轻重，无不热歆，热不一端，内外久暴。阴虚内烧，阳盛外燥，病久骨蒸，病暴液耗。惊食风寒，疳痰癖懊，皆令发热，昏迷颠倒，各有兼症，均宜详校。而此诸热，五脏分搅。额赤咬牙，掌中若燎，渴饮或呕，心热可料。左颊先赤，便难筋掉，多怒多惊，肝热如告。鼻亦嗜卧，肢体惰傲，遇夜益甚，脾热堪道。喘嗽气粗，右颊红冒，手掐眉目，肺热宜悼。足不喜覆，颏赤声噪，骨酥如虫，肾热与较。更参虚实，理无或拗。热必发烦，热必发燥，症异原同，俱非易疗。如何谓烦？火入肺窍。如何谓躁？火入肾筋。其火维何？心君独耀，金燔水涸，病日以暴，吱煎不安，心经热闹。吱哐不定，心经风铰，皆足生惊，急慢天吊，发热烦躁，往往齐到。寻源溯流，全凭性巧，对症立方，病根是扫。

## 五　脏　热

钱乙曰：面上左腮为肝，右腮为肺，额上为心，鼻为脾，颏为肾，赤色者热也，随症治之。身热不饮水者，热在外；身热饮水者，热在内也。小儿热病，六一散妙药也，寒水石散亦佳。凡热症疏利后，或和解后，无虚症，勿温补，热必随生也。诸热通用小儿清心丸。

李梴曰：肝热，手寻衣领，乱捻物，泻青丸。壮热，饮水喘闷，泻白散。心热，视其睡，口中气温，或合面睡，及上窜咬牙，导赤散。脾热，目黄肚大，怠惰嗜卧，身热饮水，四肢不收，泻黄散。肺热，手掐眉目鼻面，甘桔汤。肾热，两足不喜衣覆，地黄丸。

薛己曰：肝热者，左颊先赤，便难筋急，多怒多惊，四肢困倦，寅卯时益甚，泻青丸、柴胡饮子。心热者，额上先赤，心烦心痛，掌中热而哕，或壮热饮水，巳午时益甚，导赤散、泻心汤。脾热者，鼻上先赤，其热在肌肉，遇夜益甚，泻黄散。肺热者，右颊先赤，日西热甚，轻则泻白散，重则地骨皮散。肾热者，颏下先赤，两足热甚，骨酥酥如虫蚀，热盛不能起于床，夜间益盛，滋肾丸。

## 热有虚实表里

谭殊圣曰：虚热者，因病后发热无时，一日三五次者，此客热乘虚而作，其必气血未匀，四体羸弱，治宜调气补虚，其热自退，宜白术散。或未退，人参犀角散。

薛己曰：虚则喜热恶寒，乍凉乍温，怫郁惊惕，上盛下泄，屈体而卧，睡而露睛，面色青白，恍惚神缓，嘘气软弱，手足指冷，宜惺惺散。实则仰体而卧，睡不露睛，面赤气粗，口热燥渴，二便难，烦啼暴叫，手足指热，宜四顺清凉饮加柴胡。壮热恶风寒，为元气不充，表之虚热也。壮热不恶风寒，为外邪所客，表之实热也，壮热欲饮汤，为津液短少，里之虚热也。壮热饮水，为内火燔烁，里之实热也。热而二便调和，风邪蕴结于里而发者，此有热，惺惺散加麻黄汗之。热而颊赤作渴，睡眠不安，四肢惊掣者，此里热，四顺清凉饮。

## 热辨温壮烦

王肯堂曰：温热与壮热，相类而异。一向热不止，由气血壅实，五脏生热，蒸熨于内，则眠卧不安，精神恍惚；熏发于外，则表里俱热，烦躁喘粗，甚则发惊痫也。轻则火府丹、金莲饮子，重则栀子仁汤。若但温温然不甚盛，是温热也。大便臭而黄者，此腹内有伏热也，四顺饮子。粪白而酸臭，则挟宿食不消也，紫霜丸。轻者少服，重者多服，节哺乳，当取微利。至五心热盛，烦躁不安，手足时欲露出，小便赤涩，谓之烦热，七宝散。若唇深红，饮水不止，竹叶石膏汤。

## 热分惊积

阎孝忠曰：惊热者，遍身发热，或热而不甚，面青自汗，睡梦虚惊，颠叫恍惚。有因惊而生热者，有因热而生惊者，钱氏导赤散、凉惊丸皆其治也。

曾氏曰：积热者，腹中有癖而发热也，必眼胞浮肿，面黄足冷，发热，从头至肚愈甚，或闻饮食之气恶心，及肠疼呕吐，治同伤积。

## 热有昼夜久暂之分

万全曰：按《郑氏全婴方》所云，血热者，巳午发热，夜则凉，指小儿血盛实则言也。盖谓巳午者，心火用事之时也。心主血，血气行至巳午则阳气盛，阳气与正气相搏，故至期而发热。非其时者，非血热也，宜龙胆丸、地黄膏之类。海藏云，夜热属阴，四顺饮之类，此言血热在夜也。《脉经》云，小儿有宿食，尝暮发热，明日复止，此言宿食夜热也。积热者，久热也，疳热亦久，但兼面黄，吃炭土，鼻下烂也。《三因》云，小儿积热者，表里俱热，遍身皆热，颊赤口干，小便赤，大便焦黄，先以四顺饮利动脏腑，则热去，即去复热者，内热已解，而表热未解也，当用惺惺散，表热乃去。表热去后，又发热者，此表里俱虚，气不归元，而阳虚于外，所以发热，非热极也，只用六神散入粳米煎，和其胃气，则阳收归内，身体便凉，重者用银白散。暂时发热者，或由感冒而得也。

# 寒热并作

薛己曰：阳虚则外寒，阴虚则内热，阳盛则外热，阴盛则内寒，寒热往来，此乃阴阳相胜也。夫阴气并于阴，则发寒；阳气并于阳，则发热。寸口脉微为阳不足，阴气上入阳中则恶寒；尺脉弱为阴不足，阳气下入阴中则发热。阳不足则先寒后热，阴不足则先热后寒，阴阳不归其分则寒热交争也。又上盛则发热，下盛则发寒，阳盛则乍热，阴盛则乍寒，阴阳相盛，虚实不调，故邪气更作，而寒热往来，或乍寒乍热也。少阳胆者，肝之腑，界于表里之间，阴阳之气易乘，故寒热多主肝胆经症，以小柴胡汤加减治之。若只见寒热，起居如常，久而不愈，及大病后元气未复，悉属阴虚生热，阳虚生寒，宜八珍汤，甚则十全大补汤。有宿食为病，亦令寒热，保和丸。食积即消，而寒热尚作者，肝邪乘脾，所胜侮所不胜也，异功散加柴胡、山栀。

张涣曰：寒热症，有头痛汗出者，有呕吐不食者，有憎寒而反饮水者，有壮热而反饮汤者，有筋骨疼痛者，有因食积寒而腹中痛、热而腹中鸣者。

鳌按：此寒热并作，乃自为一症，故有一日两三度发，或五六度发者，非如疟之休止有时也。其疟症寒热，另详疟门。

# 骨蒸热　潮热　余热

曾氏曰：骨蒸热者，身体虚赢，遇晚而发，有热无寒，醒时渴汗方止，此乃疳病之余毒传作骨蒸，或腹内有癖块，有时微痛，用化癖丸，先治脾虚宿滞，次以柴胡饮为治，仍忌鸡、酒、羊、面等物。

鳌按：汤氏治骨蒸热，用生犀散、地骨皮散、七宝散、金莲饮子，殊为妥协，存参。

有小儿热症，用表里药后，其热俱退，即乃复热者，为余热也。推其原，乃表里俱虚，而阳浮于外，阴伏于内，所以又发热，宜用温平药和其里，则体热自除，钱氏白术散去木香，加扁豆水煎，及黄芪六一汤、安神散，自然平复。

龚信曰：热有作止，每日应时而发，谓之潮热，如潮信之不失其期也。钱氏云：假如潮热，是一脏实，一脏虚，而内发虚热也，法当补母而泻本脏则愈。且如日中发潮热者，心虚也。脉为心之母，则宜先补肝，肝实而后泻心，心得母气，则内平而潮热愈也。医见潮热，妄谓其实，乃以硝黄诸冷药下之，下即多矣，不能禁约，而津液内竭，纵取一时之瘥，鲜不成疳病而身瘦也。曾氏法遇潮热症，先以百解散发表，次以当归散治之，脉实者以大柴胡下之，虚浮者以百解散微汗之，若潮热而呕者，小柴胡和解之。

王肯堂曰：余热者，谓寒邪未尽，传经之遗热也。仁斋曰：伤寒汗下后而热又来，乃表里俱虚，气不归元，阳浮于外，不可再用凉药，盖热去则寒起，古人戒之，法当和胃，使阳气收敛，其热自止，宜参苓白术散。

## 烦躁原由症治

薛己曰：仲景云，火入肺则烦，入肾则躁。夫心者，君火也。火旺则金燔水亏，而火独存，故肺肾合而为燥也。《活人》云：但烦热者，虚烦也，诸虚烦热，与伤寒相似，但不恶寒，鼻不疼，故知非伤寒也。头不痛，脉不紧，故知非里寒也。不可发汗攻下，当与竹叶汤。兼呕，橘皮汤。又有心虚，则先烦而后

渴，翕翕发热，其脉浮紧而大是也。盖烦者，心中烦扰，为内
热，故属阳。躁者，肢体躁动，或裸身，为外热，故属阴。外热
者，无根之火也，是以为虚。在小儿，当辨其吱煎不安，是烦；
吱哇不定，是躁。吱哇煎者，心经有热，精神恍惚，烦满生惊。
吱哇者，心经有风，烦躁惊搐也。热甚者，黄连解毒汤。轻者，
导赤散。风热者，至宝丹。脉数而实，便闭者，神芎丸。此皆实
热之治法也。若烦而头痛短气，口干咽燥，不渴者，虚也，四君
加芎归。烦，不眠，酸枣仁汤。面戴阳，目内赤，六脉洪大，按
之全无者，血虚发躁，当归补血汤。若躁而裸体，欲入井中，脉
沉细或浮大，按之如无者，此皆阴盛发躁，宜参附汤，有回生之
功也。

# 伤　　寒

　　汉张仲景，创论伤寒，六经分治，阴阳并观，传变不一，贵
探其原，表则易治，里岂易痊！三阳为表，里症常兼，三阴为
里，表症亦繁，病机迭出，不一其端，合并两感，欲辨难言，汗
吐下法，不误则安，男妇大小，大概皆然。然而小儿，还需另
看，脏腑娇嫩，六气未充，外邪易犯，乳食多恣，一旦病至，身
热如煎，头痛骨痛，合眼赤颧，或汗无汗，发渴咽干，种种形
症，病则相牵，谓为伤寒，宁曰否焉。然而幼稚，杂病多般，惊
疳痰食，痘疹烦冤，总皆发热，躁扰相干。设若误认，时日迁
延，如大人法，治之必偏，百十三方，立毙下咽，如是死者，良
属可怜，如是死者，医罪曷宽？审音察色，详辨为先，内伤外
感，务究其根，脉或罔据，三关细研。毋俾病势，变幻缠绵，再
参疫疠，夏热春温，中风中湿，暑喝弥漫，认病毋错，方治求

全，庶几是儿，寿保彭篯[1]。

## 伤寒原由症治

张元素曰：凡小儿伤寒表症，有恶风恶寒者，当发表。如气盛能食，不大便，无表症者，可攻里。春主温，属木，身温当发汗。夏主长，属火，身热而烦躁，合大发散。长夏主化，属土，四季月同，当调其饮食。秋主收，属金，身凉内温，合微下。冬主藏，属水，身热而恶寒，是热在外而寒在内。身凉而恶热，是热在内而寒在外。热在内者，调胃承气汤。寒在内者，调中汤丸。凡小儿伤寒，宜依四时阴阳升降顺逆刚柔而施治，气升浮则发之，收藏则下之。有汗，发热恶风，脉浮缓者，风伤卫，桂枝汤。无汗，发热恶寒，不当风而自憎寒，脉浮紧者，寒伤荣，麻黄汤。有汗，发热恶风，脉浮紧，无汗，发热恶寒，脉浮缓，谓之荣卫俱伤，桂枝麻黄各半汤。无汗发热，不恶风寒，脉沉洪者，可下之。更详其厥与不厥，量寒热浅深而治之。有汗四肢厥，脉沉微者，名阴厥，四逆汤。无汗四肢厥，脉沉微者，名阳厥，大承气汤。如四肢不厥，身热，内外皆阳，不动三焦，宜凉药三五服下之，黄芩甘草汤、黄芩白术汤、黄芩苍术汤、黄芩栀子汤、连翘饮子、小柴胡汤、八正散、凉膈散、白虎汤、五黄散，此上、中、下三焦药，宜选用。

中暑脉虚，背恶寒，自汗而渴者，白虎汤。身凉，脉紧，热在内者，急下之，口燥咽干，不大便是也。无汗，身大热者，可发汗，升麻汤、大青膏、天麻膏。有汗，身大热者，惺惺散、桂枝汤、解肌汤、小柴胡汤、白术防风汤可选用。发汗者，量四时暄暑燥湿风寒，各宜春凉夏寒秋温冬热而发之。如身表无大热，

---

〔1〕篯（jiān）　姓。以长寿著称的彭祖之姓氏。

而小便不利，是有湿热结膀胱，仍用胜湿药，白术、白茯苓之类，以利小便，则其热自退。伤寒咳嗽，吐清水，哽气，长出气，是肺不足也，阿胶散。面白如枯骨者，死不治。身热咳嗽吐痰者，褊银丸。若有表症，恶风寒而嗽者，惺惺散，加减鼠粘子汤。身大热，吐逆不止者，茯苓半夏汤。大吐者，当下之，消积丸。潮热有时，胸满短气呕吐者，桃奴丸。

张云岐云：小儿有寒邪及瘟气时疫疮疹，身疼头痛，壮热，多眠不语，潮热烦渴，痰实咳嗽，人参羌活汤。时气头昏体热，七宝散。小儿同乳母服，大人亦可用。小儿表伤寒，则皮肤闭而为热，盛即生风，欲为惊搐，血气未实，不能胜邪，故发搐也。大小便依度，口中气热，当发之，宜大青膏。肺盛复有风冷，则胸满短气，气急喘嗽，上气，当先散肺，泻白散，后发散，大青膏。若止伤寒，则不胸满。设令小儿卒暴身壮热，恶寒，四肢冷，或耳尻冷，鼻气热，为斑疹也，与伤寒表症相似，此胎气始发，自内之外，若与伤寒表症同治者，误也，当作斑疹治之。

王好古曰：小儿伤寒时气，风热痰壅咳嗽，及气不和者，四君子汤加细辛、瓜蒌、桔梗、薄荷、生姜，或加防风、川芎。内有寒，或遇天寒欲发散者，则去瓜蒌。虚汗夜啼加麦冬。

杨士瀛曰：小儿头额痛，身体发热，大便黄赤，腹中有热，四顺散、连翘饮、三黄丸。身体潮热，头目昏痛，心神烦躁，小便赤，大便秘，此热剧也，调胃承气汤。头额身体温热，大便白而酸臭者，胃中有食积也，双圣丸。

虞抟曰：小儿伤风，贪睡，口中气热，呵欠烦闷，当发散，大青膏，表症也。寻常风壅发热，鼻涕痰嗽，烦渴，惺惺散。有风热，里热，口中气热，大小便秘赤，饮水不止，有下症者，大黄丸。大热饮水不止，而善食者，可微下。如清便自调，不可下也，恐外热逐于内，而变结胸危症。

张兼善曰：小儿伤风兼脏者，兼心则惊悸，兼肺则闷乱，喘息哽气，长出气，咳嗽，兼肾则畏明，各随补母脏，虚见故也。如伤风手足冷，脾脏怯也，当先和脾，益黄散，而后发散，大青膏，未瘥，调中丸。有下症，大黄丸，后服温惊丸。伤风腹胀，亦脾脏虚也，当补肺，必不喘，后发散，仍补脾也。去胀，塌气丸。发散，大青膏。伤风吐泻，白术散。夹惊伤寒，热极生风，薄荷散。

庞安常曰：小儿伤寒自汗，当补虚，和阴阳，小建中汤减桂加黄芪、人参、地黄。

吴绶曰：小儿伤寒，六经治例皆同，但有胎热、惊热、血热、客热、寒热、潮热、痰热、食热、变蒸热、伤风热、痘疹热，一皆发作，状似伤寒，要在明辨之耳。况肌体嫩弱，血气未定，脉法不同，药剂轻小之别，故略具节要于后。凡小儿病，详察面色为先，伤寒尤宜加意。凡食热伤乳则吐呃，奶瓣不消，口中醋气，伤食则心下满硬，嗳气作酸，恶食，右手气口脉盛，手心热，手背不热，肚背先热，以此别之。凡治小儿伤寒发热，必以六君子汤为主，或加神曲、麦芽、山楂、砂仁、香附之类；内实者加青皮、枳实；热不解者，加柴胡、黄芩、黄连之类；如无热，香砂保和丸。

凡变蒸发热，长气血也。夫变者，气上；蒸者，体热也。轻者发热虚惊，耳冷微汗，唇中有白泡如珠子是也，三日而愈。重者寒热脉乱，腹痛啼叫，不食。凡乳食即吐呃，五日愈也。凡伤寒发热，则贪睡眼涩，呵欠顿闷，鼻塞喷嚏，或流清涕，口中气热，咳嗽声重，或自汗怕风，人参羌活散。其余治例，宜同伤寒表症例也，要在详辨而治之耳。凡伤寒则怕寒，拘急，发热翕翕然，在表，昼夜不止，直待汗出方解。钱氏曰：男子则面黄体瘦，女子则面赤喘急憎寒，口中气热，呵欠烦闷，项急也。大抵伤寒则手背热，手心不热，左手人迎脉紧盛也，其余六经治法，同大人伤寒，但药宜轻小耳。亦有夹惊夹食伤寒，要在详审。凡痘疹发热，钱氏曰：腮赤多躁，喷嚏眼涩，呵欠烦闷，时作惊悸，身重发热，耳尖鼻尖手足梢冷，乍凉乍热，睡中惊惕，起卧不安，乃其候也，切不可认作伤寒，发汗，盖覆取汗，则大误，须仔细辨之。

鳌按：小儿伤寒，虽云六经治例，与大人无异，然毕竟有别，小儿多一切杂症，如前辈所云，固当一一分辨施治，即真属伤寒，而小儿必夹惊夹食之症为多，故即用六经分治之剂，其中必兼去惊消食之品，方可奏功。至小儿伤寒形症，亦属有定，如头痛，体重，鼻塞流涕，喘息，颊赤眼涩，或眼赤黄，口干，咳嗽，喷嚏，或口鼻出水，山根青色，身上寒，毛起，或畏人，或恶寒，两手脉必洪数，凡此等症，皆属伤寒之候，必明辨之，方不与一切之症相混，而可以伤寒之治为治。而即此等症，亦不必悉具，随见数症便是。如吴氏详列诸症，本与伤寒无涉，今特录之者，所以别于伤寒，欲医者知一切诸症之各有形症，便当各随症治，而可不混于伤寒也。

# 麻　疹

麻疹浮小，而有头粒，非如发斑，成片一色。方其初起，必先发热，都似伤寒，而有分别。鼻流清涕，咳嗽嚏泄，眼胞微肿，泪汪盈睫，或呕或利，红及腮颊，此麻疹候，汗下不必。按此诸症，乃为肺疾，亦属天行，传染而得，身热之后，其出最捷，一拥而来，六时渐没，其没贵迟，期两三日，热清毒退，乃为上吉。亦有出迟，三日始减，亦有早没，顷刻无迹，皆由热毒，肤厚而合，恐生他变，至不可测。及其即退，调护宜密，切须忌口，风寒莫及。疹后变生，最易咳逆，毒流肺窍，气喘吸吸。或成痨瘵，骨蒸羸怯，毒淫脾肾，渐至骨立。或频泻利，青黄夹杂，毒流肠胃，气虚难接。或生口疮，牙龈烂黑，毒深入肝，奄奄命绝。此四大症，疹后易涉，慎勿轻视，致命危急，按症寻求，治之以法。

## 麻疹原由症治

钱乙曰：麻疹形症亦同，有如发风疹疙瘩，拥起如云头，色赤成斑，随见随没者，有如粟米头糠，三番俱见而不没，至三日后方收渐没者，然皆谓麻疹。其于欲出未出之际，当用发表药发之，则易出易愈也。有发热至十余日始见者，大抵主在发散肺经之热毒，始事也，调理补养病后之元气，终事也，其或兼风兼痰兼食，随宜加对症药。

万全曰：疹小而碎，少阴心火也。心肺位乎上，心火旺则肺受之，治疹专以肺为主。观咳嗽者，火炎则肺叶焦举也。鼻流清涕者，鼻为肺窍，以火灼金而液自流也。目中泪出者，肺热则移于肝，肝之窍在目也，或手揩眉目及面者，肺热症也。疹子只怕不能得出，若出尽则毒便解，故治疹者，发热时，当察时令寒暄，以药发之，如时大寒，以桂枝葛根汤发之；大热，以升麻葛根汤合人参白虎汤发之；不寒不热，以荆防败毒散发之；如兼疫疠时行之气，则以人参败毒散发之。

闻人槻曰：麻疹初出，全类伤寒，发热咳嗽，鼻塞面肿，涕唾稠粘，全是肺经之症。有未传泄利者，有一起即兼泄利者，肺与大肠相表里，表里俱病也，惟不可触冒风寒，及于正蒸热时啖食，能变轻为重，不可不慎。

朱震亨曰：斑驳疹毒之病，是肺胃热毒，重发于皮肤，状如蚊蚤所咬也。

李梴曰：疹者，如粟米，微红，隐隐皮肤不出，作痒，全无痛处。麻子最小，隐隐如麻子，顶平软，不碍指，即有清水，痘多挟疹同出，麻亦多挟疹同出，故曰痘疹麻疹。麻疹以升麻葛根汤加葱白、紫苏，乃麻疹初起之神方，或苏葛汤亦佳，或以加味败毒散表之。汗后身凉，红痕自灭。麻不出而喘者，死。变成黑斑者，死。麻疹后，余毒内攻，循衣摸床，谵语神昏者，死。

史演山曰：疹喜清凉，痘喜温暖，人皆知之。然疹子初出，亦须和暖，则易出，所以发苗之初，只要发出得尽，则其毒便解。大抵疹欲出已出之际，虽寒，勿用桂枝，虽虚，勿用参术，虽呕而有痰，勿用半夏、南星。

王肯堂曰：发热六七日，知是疹子，却不见出，此皮肤坚厚，腠理闭密，又或为风寒袭之，曾有吐利，乃伏也。急用托里发表之剂，麻黄汤调柏墨散发之，外用胡荽酒麻蘸遍身刮之。疹子发热，或自汗，或鼻衄者，不须止之，亦发散之义。疹子发热吐利，乃火邪内逼，纯是热症，不可作寒论。上焦多吐，黄芩汤加茅根、芦根、枇杷叶；下焦多利，黄芩汤送香连丸；中焦吐利俱多，黄芩汤加茅根、芦根，调六一散。滞下，加味黄芩汤调六一散。疹出之时，咽喉肿痛，乃毒火上熏，勿作喉痹治，甘桔汤加元参、牛蒡、连翘，或射干鼠粘子汤。疹色喜通红，若淡白者，心血不足，养血化斑汤。色太红，或紫殷者，血热也。或出太暴者，并宜大青汤，黑者死。疹即出，热盛不减，此毒壅遏，大青汤解其表。便涩者，黄连解毒汤合白虎汤解其里。大便不通，四顺清凉饮。疹后热不除，忽发搐，不可与急惊同论，用导赤散加人参、麦冬，送安神丸。大热未退，不可与食，与伤寒同。

龚信曰：当以葱白汤饮之，其麻自出。如渴，只宜葱白汤以滋其渴，使毛窍中常微润可也。过三日不没者，内有实热，犀角地黄汤解之。

翁仲仁曰：麻疹与痘疮，始似终殊，原同症异。痘疮发于五脏，麻疹出于六腑。然麻疹一症，先动阳分，而后归于阴经，故标属阴，而本属阳，其热也，气与血分相搏，故血多虚耗，其治也，先发散行气，而后滋养补血。凡动气燥悍之药，皆不可下也。

鳌按：翁氏此说，已举麻疹之原由症治，包括详尽，名论也。

凡看麻疹之法，多于耳后项上腰眼先见，其颗大而不长，其形小而匀净，即出，色紫红干燥晦暗，乃火盛毒炽，宜六一散解之，四物汤换生地加柴、芩、翘、葛、牛蒡、红花等，滋阴凉血，而热似除，所谓养阴退阳之义也。如疹出，见风早没，不清爽者，宜消毒饮，加发散之药，虽不复出，亦寻愈也。

叶桂曰：疹属阳腑经邪，初起必从表治。症见头痛喘咳，气粗呕逆，一二日即发者轻，三五日者重。阳病七日外，隐伏不透，邪反内攻，喘不止，必腹痛胀秘闷，危矣，治宜苦辛清热，凉膈去硝黄。方书谓足阳明胃疹，如云布密，或大颗如痘，但无根盘，又谓手太阴肺疹，但有点粒，无片片者，用辛散解肌。冬月无汗，壮热喘急，用麻杏，如华盖散、三拗汤。夏月无汗，用辛凉解肌，葛根、前胡、薄荷、防风、香薷、牛蒡、枳壳、桔梗、木通之属。古人以表邪口渴，即加葛根，以其升胃津。热甚烦渴，用石膏辛凉解肌，无汗忌用。连翘辛凉，翘出众草，能升能清，最利幼科，治小儿六经诸热。疹宜通泄，泄泻为顺，下痢五色者，亦无妨，惟二便不利，最多凶症，治法大忌止泻。痧本六气客邪，风寒暑湿，必从火化，痧即外发，世人皆云透邪，孰谓出没之际，升必有降，胜必有复。常有痧外发，身热不除，致咽哑龈腐，喘急腹胀，下利不食，烦躁昏沉，竟以告毙者，皆属里症不清致变，须分三焦受邪孰多，或兼别病累痧，须细体认。上焦药用辛凉，中焦苦辛寒，下焦咸寒。春令发痧从风温，夏季从暑风，暑必兼湿，秋令从热灼燥气，冬月从风寒。痧疳湿盛热蒸，口舌咽喉疳蚀，若不速治，有穿腮破颊，咽闭喘促，告毙矣，治之宜早，外治另用专方。若汤药方法，必轻淡能解上病，或清散亦可。痧痢乃热毒内陷，与伤寒协热邪尽则痢止同法，忌升提，忌补涩，轻则分利宣通，重则宜用苦寒解毒。

鳌按：方书名麻疹者，北人单谓之疹，吴人谓之痧子，浙人谓之瘄子，名各不同，其实则一也。痧疹虽由肺胃间毒，毕竟是肺经所发之疾，故方书言手太阴肺疹，但有点粒无片片者，今时所患，皆是点粒分明者也。至方书言足阳明胃疹，如云布密，恐是斑毒，故一片如云密布，且斑毒之发，亦有阳明郁热毒蒸所致，痧不发于胃，而专发于肺也。即使痧毒内陷，或亦入胃入脾入肝入肾，各有变症。然此是痧发不透后，其毒转注之脏腑经络，非初发之经也。方书谓胃疹者，古人每斑疹二字连用，其谓胃疹，当即是斑，其谓肺疹，乃是痧子，即麻疹也。叶氏以痧宜通泄，泄泻为顺云云。夫痧固宜通泄，然太泄痢，又恐毒之下注者未尽，而毒之外发者，复因下泄而多阻滞，以致毒陷益深，泻痢愈不止，正气遂日益虚，此际正难措手，然叶氏忌升提、忌补涩二语，又为痧痢金科玉律，切不可犯，则于此而斟酌求治，惟以解毒为主，兼散肠间郁积，而肺大肠表里，肠间之郁积清，肺经之毒自解，却不可犯胃气以绝生气。

## 疟　疾　附：寒热往来

夏伤于暑，秋必痎疟。又云疟病，必由风着。《内经》之言，宜为细度。夏月盛暑，腠理开发，汗出当风，浴后磅礴，卫气不守，邪气内薄，舍于膜原，应时而剧，暑日得风，根因是托。然而小儿，多由食搏，脾弱胃衰，乳食停积，诸邪悉附，与正相角，壅遏阴阳，二气交错，阴盛阳虚，先寒而栗，阳盛阴虚，先热如烙，邪与卫并，故日挥霍，邪深入里，故间日作。疟必有痰，停滞胸膈，疟必有湿，酸疼手脚，瘅牝温寒，鬼瘴名各，为症不同，而可约略。冷起毫毛，伸欠萧索，战栗鼓颔，头痛如凿，及其热时，内外火灼，渴欲引饮，身疼筋缚，或先寒侵，或先热灼，阴阳偏盛，如酬如酢，故以往来，寒热如约。丹溪有言，最为精确。无汗发汗，散邪为主，有汗止汗，固正宜速，务期邪尽，阴阳和协。无奈世医，不知用药，小柴胡汤，以为定法，不知前贤，再四叮嘱，早服柴胡，淹缠难却。邪由外散，正无内削，用和阴阳，才可下噱，莫慢轻疏，切宜斟酌。久疟不愈，疟母内托，胸胁之间，可按可摸，治应消散，毋俾正弱。

## 疟疾原由症治

曾氏曰：《内经·疟论》云，夏伤于暑，秋必痎疟。谓腠理开而汗出遇风，或得于澡浴，水气舍于皮肤间，因卫气不守，邪气并居，其疾始作，伸欠寒栗，腰背俱痛，骨节烦疼，寒生则内外皆热，头痛而渴，乃阴阳二气交争，虚实更作而然，阴气独盛，则阳虚，故先寒战栗，腰背头项骨节皆痛。阳气独盛则阴虚，故先热，发时不嗜食，喜呕，头痛腰痛，小便不利。阴盛阳虚，则内外皆寒。阳盛阴虚，则内外皆热。此外感六淫，或内伤七情，蕴积痰饮，病气与卫气并居，故病日作。卫气昼行于阳，夜行于阴，得阳而外出，得阴而内薄，五脏病气深入，不能与卫气俱出，则间日而作，当卫气所至，病气所在则发，在阳则热，在阴则寒，俟阴阳各衰，卫气与病气相离则病休。阴阳相搏，卫气与病气相集则复作。各随其卫气之所在，与所中邪气相合而然也。先寒后热者，先伤寒而后伤风，名寒疟。先热后寒者，先伤风而后伤寒，名温疟。但热不寒者，名瘅疟。身重寒热，骨节痛，腹胀满，自汗喜呕，名湿疟。但寒不热者，名牝疟。其病不一，故治当随其阴阳虚实，汗吐下温，对症施治，以平为期。然必因正气虚，感受邪气，留而不去，其病为实，自表传里，先汗后下，古今不易，故治疟必须先表，用百解散加姜葱，次小柴胡加桂枝、姜、枣，以和解表里之邪，自然作效。若表里实，用当归散、五和汤、乌犀丸下之，匀气散止补，后以藿香饮加草果、良姜、姜、枣，正胃气，去寒邪，则自平复。如表解后，寒热往来，以二仙饮截之，寒热即除，用平胃散盐汤空心调服，温胃健脾，则外邪自清，此为明论。有寒多热少，经久不愈，致脾胃弱，饮食少，神色变，二姜丸及清脾汤为治。

楼全善曰：治小儿疟疾，多与大人同法，以汗出为瘥，宜桂枝、柴胡、参、芩辈，其病食病痰，以意消息之。小儿多由食积得之，必兼消药为先也。

叶桂曰：疟因暑发居多，方书虽有痰食寒热瘴疟之互异，幼稚之疟，都因脾胃受病，然气怯神弱，初病惊痫厥逆为多，在夏秋之时，断不可认为惊痫。大方疟症，须分十二经，与咳症相等。若幼医庸俗，但以小柴胡去参，或香薷、葛根之属，不知柴胡动肝阴，葛根竭胃汁，致变屡矣。幼科纯阳，暑为热气，疟必热多烦渴，邪自肺受者，桂枝白虎汤，二进必愈。其有冷食不运，有足太阴脾病见症，初用正气，或用辛温，如草果、生姜、半夏之属，方书谓草果治太阴独胜之寒，知母治阳明独胜之热。疟久色夺，唇白汗多，馁弱，必用四兽饮。阴虚内热，必用鳖甲、首乌、知母，便渐溏者，忌用。久疟营伤寒胜，加桂姜。拟初中末疟门用药于下，如初病暑风湿热疟药，兼脘痞闷，用桔梗、枳壳、杏仁、厚朴（二味喘最宜）、瓜蒌皮、山栀、香豉。头痛宜辛凉轻剂，连翘、薄荷、赤芍、羚羊角、蔓荆子、滑石（此方淡渗清上）。重则用石膏。口渴用花粉。烦渴用竹叶石膏汤。热甚用芩、连、山栀。夏季身痛属湿，羌、防辛温宜忌，宜用木防己、蚕砂。暑热邪伤，初在气分，日久不解，渐入血分，反渴，不多饮，唇舌绛赤，芩连膏。如不应，必用血药，凉佐清气热，一味足矣。轻则用丹皮（忌多汗）、青蒿、犀角、竹叶心、元参、鲜生地、细生地、木通（亦能发汗）、淡竹叶。若热久痞结，泻心汤选用。又夏月热久入血，最多蓄血一症，谵语昏狂，看法以小便清长者，大便必黑为是，桃仁承气汤为要药。幼稚疟久，面肿腹膨，泄泻不欲饮食，或囊肿，或跗肿，必用东垣益气以升阳。倘脾阳消惫，前方不应，用理中汤或钱氏益黄散，得效二三日，须投五苓散，一二日，再与异功、参苓白术散之类，必全好。徐忠可注《金匮》有云：幼儿未进谷食者，患疟久不止，用冰糖浓汤，余试果验。疟多用乌梅，以酸泄木安土之意。用常山、草果，乃劫其太阴之药，以常山极走，使二邪不相并之谓。用人参、生姜曰露姜饮，一以固元，一以散邪，取通神明去秽恶之气。总之，久疟气馁，凡壮胆气，皆可止疟，未必真有疟鬼。又疟邪即久，深入血分，或结疟母，鳖甲煎丸。设用煎方，活血通络可矣。

## 寒　热　往　来

巢元方曰：风邪外客于皮肤，而痰饮内渍于脏腑，致令血气不和，阴阳更相乘克，阳盛则热，阴盛则寒，阴阳之气，为邪所乘，邪正相干，阴阳交争，时发时止，则寒热更相往来也。

吴绶曰：凡寒热往来，是无定期者，其有定期，疟也。《全生》云：若其人翕翕如热，淅淅如寒，无有时度，支节如解，手足酸痛，头目昏晕，此由营卫虚弱，外为风邪相乘，搏于阳则发热，搏于阴则发寒，久不治成痨，宜荆芥散。又曰：如苦寒热如疟，不以时度，肠满膨脝，起则头晕，大便不通，或时腹痛，胸膈痞闷，此由宿谷停留不化，结于肠间，气道不舒，阴阳交乱，宜备急丸。若只见寒热，起居如常，久而不愈，乃大病后元气未复，悉属阴虚生热、阳虚生寒，宜八珍汤。食积为病，亦令寒热，保和丸消之。兼呕吐泄泻，六君子汤。厥冷饮热，人参理中丸。作渴不止，七味白术散。食积消而寒热尚作者，肝邪乘脾也，异功散加栀、柴，然此皆非疟症也，切不可混。

庞安常曰：小儿食积，寒热如疟，渴泻气急，要合地卧，此候当先取下积，只用平胃散，次常服进食丸。

# 卷　三

## 黄　疸

　　脾土黄色，病则成疸，其病缘何？先因虚损，复感湿热，风寒外犍，停郁腠理，浸淫肢腕，内热蒸蒸，外熏色变，此其大凡，脉必濡缓。伤寒无汗，瘀热不散，身必发黄，尿涩腹满。暑邪挟湿，经络俱燀火单，沦肤浃髓，脏气莫展，黄如橘色，筋骨痿软。或由疳泻，肌肉消削，肚大筋青，皮黄发卷。胎胆之疾，得于初产，生下即黄，遍身橘染，原虽不同，阴阳必辨。阳黄体热，二便硬短，脾与心搏，胸膈必满，先利小便，下法莫远。阴黄肢冷，清便滋泫，大便清黄，腹痛而喘，面目爪齿，黄色暗惨，脾虚失制，肾水胀衍。约此二端，疸病斯显。再详兼症，身疼体懒，强直其膊，枯涩其眼，尿如屋漏，浮肿若蚕，或渴或呕，或寒或暖，按症求之，有此款款，淡黄兼白，乃胃怯懦，或胃不和，其病稍浅。

## 疸病原由症治

　　钱乙曰：诸黄皆相似，如身皮目皆黄者，黄病也。身痛膊背强，大小便涩，一身尽黄，面目指爪皆黄，小便如屋尘色，着物皆黄，渴者难治，此黄疸也。其症多患于大病后，别有一症，不因病后身微黄者，胃热也，大人亦同。又有面黄腹大，食土而渴者，脾疳也。又有自生而身黄者，胎疸也。古书云：诸疸皆热也，深黄者是也。若淡黄兼白者胃怯，胃不和也。《难经》云：

色如熏黄，乃湿病也，则一身尽痛；若色如橘子黄者，黄病也；身不痛，有干黄者，燥也。小便自利，四肢不沉重，渴而引饮，宜栀子柏皮汤。有湿黄者，脾也，小便不利，四肢沉重，似渴不欲饮，宜大茵陈汤。如大便自利而黄者，茵陈栀子黄连三物汤。或往来寒热，一身尽黄者，小柴胡加栀子汤。

曾氏曰：黄病不可一概论，标本不同，症治亦异，乃脾胃气虚，感受湿热，郁于腠理，淫于皮肤，蕴积成黄，熏发于外，故有是症。或脾胃虚弱，内因癥癖，攻之而成。然疳泻亦主皮黄，肚大发直筋青，肌肉消瘦，外无色泽，身必发黄。治法，感湿热者，以㕮咀五苓散加麻黄、姜，汗之即愈，或茵陈蒿汤调下五苓散亦可。若得于疳癖者，形如黄土，宜醒脾，或化癖丸。

罗谦甫曰：予治一小儿，季夏身体蒸热，胸膈烦满，皮肤如橘黄，眼白赤黄，筋骨瘦弱，不能行立，此由热加以湿，而蒸搏于经络，入于骨髓，使脏气不生，故脾遂乘心，湿热相合而成此疾也。盖心火实，则身体蒸热，胸膈烦满，脾湿胜，则皮肤如橘色，有余之气必乘己所胜而侮所不胜，是肾肝受邪，而筋骨痿弱，不能行立。《内经》言：脾热者，色黄而肉蠕动。又言：湿热成痿是也。所谓子能令母实，实则泻其子也。盖脾土退其本位，肾水得复，心火自平矣，加减泻黄散。

# 疸分阴阳

张元素曰：阳黄者，大小便赤涩身热，是脾土与心相搏，为阳病，法当先利小便，后下大便。阴黄者，清便自调，面目及身黄，四肢冷，是脾虚不能制肾水，宜益黄散，下使君子丸。

# 水　肿<sub>诸肿胀附</sub>

少阴肾水，太阴肺金，金本生水，水融两阴，肾邪相传，膀胱是侵，逆于脾土，反被水沉，脾虚失制，随水所淫，脾即受克，不能生心，水激心火，与肺相临，肺又受害，化源失凭，以致水溢，肾邪纵横，脾易受湿，水乃与并。脾主四肢，流走骎骎，渗于脉络，皮肤是寻，血亦化水，停积日深，乃作水肿。腹饱筋青，手足面目，悉属水停，或气喘逆，或口呻吟，或发烦渴，或寒热乘，或小便秘，尿出如针，胸满胁胀，减食失音，背平脐凸，命乃将倾。须洁净府，亦开鬼门，去菀陈莝，《内经》是箴。当须识此，及早治惩，根由症状，仔细详明。嗟嗟水肿，病忌寻恒，时俗谬妄，河白是称，遍考方书，古无此名。

## 水肿原由症治

曾氏曰：原肿病之由，标本之疾。肾主元气，天一之水生焉。肺主冲化，地四之金属焉。肾为本而肺为标，皆至阴以积水。其为病也，肾者，胃之关键，关键不利，则枢机不转，水乃不行，渗于脉络皮肤，而为浮肿，当推究内外所因为治。儿大者，凭脉以明虚实，古方有十种论症，短气不得卧，为心水；两胁紧痛，为肝水；大便鸭溏，为肺水；四肢苦重，为脾水；腰疼足冷，为肾水；口苦咽干，为胆水；乍虚乍实，为大肠水；腹急肢瘦，为膀胱水；小便闭涩，为胃水；少腹急满，为小肠水。然脉浮为虚为风，沉伏为水病，沉则脉络虚，伏则小便难，即为正水。脾脉虚大，多作脾肿，因循不治，乃成水肿。盖脾属土，喜燥而恶湿，常感湿气，湿又伤脾，血化为水，土败不能制水，则停蓄不行，留滞皮肤，故作浮肿。初得病时，见眼胞早晨浮突，午后稍消，急以羌活散疏解，次醒脾散，及间投南星腹皮散。其脾冷困，则燥以草果、缩砂之类。然此症夏秋冬治之颇易，惟春不然，盖四时之水无如春水泛溢，兼肝木旺而脾土受克，不能受水，所以难疗，须徐徐调理取效。若脾热而困，入投燥热药，虽不能生土，亦可胜水，奈杀之太过，土不胜火，则热愈胜而不食，发热烦渴，又进燥剂，由此面目转浮，致脾败，手足背肿，脐凸，皆脾之外候。有未经发表，递用下药，一泻肿消，乃曰泻之力，不知脾愈泻而愈虚，不旬月，其肿如初。此世人但知泻肿为最，不求十补而一泻之论，法当随四时用药解表，通利小便。春以七宝丹加麻黄、桂枝、赤苓、姜、葱；夏以五苓散加麻黄、苡仁、车前子、姜、葱；秋以清肺饮加羌活、细辛、商陆、姜、葱；冬以冲和饮加白术、生川乌、赤小豆、姜、葱。次投滋润救脾导水汤剂渗泄之，乃为良法，更以香陆胃苓丸顿服，自安。

有初中便觉痰嗽气喘，小水不通，正属肺肾所主。先服解表散，次投三白散。凡得此病，非一朝夕之故，不可求速效，以致虚脱。如愈后，再感外风，满面虚浮，用排风散和解，仍服救脾汤剂，免致反复。刘氏曰：治肿非易，补养尤难，忌食物切须详审，有久不消者，下浚川丸即效。

史演山曰：肿胀二症，此由虚中有积，久患失治，日渐传变，症候多端，随轻重，察盛衰，审表里以主治，先固其本，后治其标，斯无患矣。受湿肿，食毒气肿，伤寒虚气入腹肿，泻痢虚气入腹肿，此四种所患病不相同，皆由虚得之。受湿，谓脾胃受湿冷，久不克化，气浮，四肢头面皆肿。食毒气肿，由脾胃伤冷积，毒气停留胃脘，致气入腹，盅胀肿急。伤寒由下之太早，乘虚入腹作肿。泻痢久，脾气亦虚，是以致肿。以上宜平调胃气，补脏充实，方可去肿，先服四味理中汤，减半干姜加白术、桑皮。伤寒虚肿，加枳实，作喘加淡豉，泻痢虚胀，宜正气调胃，胃气即壮，救生丹利之，肿即退，再用观音散调补脏腑，即平复矣。

王履曰：气虚肿，亦名气蛊。血虚肿，亦名血蛊。小儿所患肿胀一门，最为要急，前人少有究竟。然肿胀之作，皆由荣卫不顺，脏腑怯弱，壅滞三焦，流注百脉，表里俱虚，邪正相乱，以致四肢浮盛，肚腹膨满，多由食毒得之，饮食得之，癥伤得之，饥饱得之。积久不化，故成斯病。病由虚得，或妄乱通下，因虚致虚，根不得去，疾加益甚，是谓坏症危症，先投荣卫饮子，次服分气饮子以散滞，斯病去矣。

叶桂曰：夏季湿热郁蒸，脾胃气弱，水谷之气不运，湿着内蕴为热，渐至浮肿腹胀，小水不利，治之非法，水湿久积，逆行犯肺，必生咳嗽喘促，甚则坐不得卧，俯不能仰，危期速矣。大凡喘必生胀，胀必生喘，方书以先喘后胀者治在肺，先胀后喘者治在脾，亦定论也。《金匮》有风水、皮水、石水、正水、黄汗，以分表里之治，河间有三焦分消，子和有磨积逐水，皆有奥义，学者不可不潜心体认，难以概述。阅近代世俗论水湿喘胀之症，以《内经》开鬼门取汗为表治，分利小便洁净府为里治，经旨《病能篇》谓诸湿肿满皆属于脾，以健脾燥湿为稳治，治之不效，技穷束手矣。不知凡病皆本乎阴阳，通表利小便，乃宣经气，利腑气，是阳病治法；暖水脏，温脾肾，补后方以驱水，是阴病治法。治肺以轻开上，治脾必佐温通。若阴阳表里乖违，脏真日滴，阴阳不运，亦必作胀，治以通阳，乃可奏绩，如局方禹余粮丸。甚至三焦交阻，必用分消，肠胃滞塞，必用下夺，然不得与伤寒实热同例，擅投硝、黄、枳、朴，扰动阴血。若太阴脾脏饮湿阻气，温之补之不应，欲用下法，少少甘遂为丸可也。其治实症，选用方法，备采葶苈大枣汤、牡蛎泽泻散、甘遂半夏汤、子和桂苓汤、中满分消饮、五子五皮汤、茯苓防己汤、小青龙汤、木防己汤、泻白散、五苓散、控涎丹、禹功丸、大顺散、越婢汤。徐姓小儿，单胀数月，服肥儿丸、万安丸、磨积丹、绿矾丸、鸡肫药，俱不效，余谓气分不效，宜治血络，所谓络瘀则胀也，用归须、桃仁、延胡、山甲、蜣螂、䗪虫、灵脂、山楂之类为丸，十日全愈。

# 腹痛腹胀

腹痛腹胀，病属中宫，脏气相击，邪正交攻，挟寒挟热，症见不同，曰食曰积，壅滞于胸，有虚有实，其故难穷。二病之因，各以类从，先详腹痛，势若攻冲，脾虚气冷，胃虚呕忱，虚热面黄，实热面红，食积便臭，蛊积沫融，肝木乘脾，两胁恫恫，寒水侮土，泻利重重。脾气下陷，重坠如钟，脾来克肾，少腹如舂，盘肠内吊，腰曲犹弓，啼干唇黑，由于肝风。亦有锁肚，硬如石硠，撮口面青，初生屯蒙，此二症者，患之实凶。以上种种，务通其中。次详腹胀，痞气填中，闷乱喘满，下则㑊恫，不喘虚痞，误下疲癃。土虚及肺，金气销熔，目胞腮肿，内及喉咙，或缘病后，脉细朦胧，或缘痰食，膈满肚壅。或缘热结，壮热若烘。或缘寒积，肢冷涎泛。丁溪哺露，无辜病丛，头小腹大，黄瘦其躬，乃胀之重，病气日充。审其根源，毋俾病癃，为补为泻，当可病松，莫作等闲，用拯幼童。

## 腹痛原由症治

钱乙曰：小儿积痛、食痛、虚痛、虫痛，大同小异，惟虫痛当口淡而沫自出，治之随其症用药。虫与痫相似，小儿本怯，故胃虚冷，则虫动而心痛，与痫略相似，但目不斜，手不搐也，宜安虫散。又有胃受极寒极热，亦令虫病，或微痛，或不痛，遽然吐虫，法当安虫为主。若因治虫，反伤胃气，固不可。因寒而动者，理中汤加乌梅、川椒；因热而动者，五苓散加乌梅。

曾氏曰：虫痛，小儿多有之，其症心腹痛，叫哭，倒身扑手，呕吐清水涎沫，面青黄，时作时止，口唇紫黑色者，是蛔厥也，宜安虫散、安虫丸。

谭殊圣曰：小儿腹痛，多因邪正交攻，与脏气相击而作，桔梗枳壳汤加青皮、陈皮、木香、当归为妙。挟热而痛，必面赤壮热，四肢烦，手足心热，四顺清凉饮加青皮、枳壳。挟冷而痛者，必面色或白或青，手足冷，七气汤加桂，调苏合丸。冷甚变症，则面黯，唇口俱黑，爪甲皆青矣。若内吊痛，则钩藤散，其余则芍药甘草汤，皆要药也。

## 盘肠内吊痛

楼全善曰：曲腰干哭无泪者，为盘肠内吊痛。面㿠白，不思食，为胃冷痛。面赤唇焦便黄，为热痛。面黄白，大便酸臭，为积痛。口淡[1]而沫自出，为虫痛，然皆不如内吊之甚也。

吴绶曰：小儿腹痛，曲腰干啼，面青白，唇黑肢冷，大便色青不实，名盘肠内吊痛，急煎葱汤淋洗其腹，揉葱白熨脐腹间，良久，尿自出，其痛立止，续用乳香散。

## 锁　肚　痛

曾氏曰：有锁肚痛者，婴儿一月后，忽乳不下咽，肚硬如石，赤如朱，撮口而哭，面青唇黑，手足口气俱冷是也。始因断脐带不紧，为冷风所乘，症甚危急，以白芍药汤、乌梅散投之，久则难治，更参考脐风症。

---

〔1〕 淡　原为"痰"，据前文改。

## 腹胀原由症治

钱乙曰：腹胀由脾胃气虚攻作也。实者，闷乱喘满，可下之，用紫霜丸。不喘者，虚也，不可下，误下则脾虚，气上附肺而行，肺与脾子母皆虚，肺主目胞腮之类，脾主四肢，母气虚甚，即目胞腮肿，四肢黄色，宜塌气丸渐消之。未愈，渐加丸数，不可以丁香、木香、橘皮、豆蔻大温散药治之。何以然？脾虚气未出，故虽腹胀而不喘，可以温散药治之，使上下分消其气，则愈。若气已出，附肺而行，即脾胃内弱，每生虚气，入于四肢面目矣。小儿易为虚实，脾虚则不受寒温，服寒则生冷，服温则生热，当识此勿误也。胃久虚热，多生疳病，或引饮不止，脾虚不能胜肾，随肺气上行于四肢面目，肿若水状，肾气漫淫于肺，即大喘也，宜塌气丸。病愈，面未红者，虚衰未复故也。治小儿虚腹胀，先服塌气丸。不愈，腹中有食积结粪，小便黄，时微喘，脉伏而实，时饮水，能食者下之。盖脾初虚而后有积，所治宜先补脾，然后下之，后又补脾，即愈也。不可补肺，恐生虚喘。

张云岐曰：小儿热结于内，腹胀壮热，大便赤黄，躁闷烦乱者，宜用泻青丸。

## 腹胀有虚实

张元素曰：凡久病吐泻后，虚则脉微细。若色淡黄，目胞腮虚肿，手足冷，先塌气丸，后异功散、和中丸、益黄散、四君子之类，用诸温药养其气。实则脉洪实，不因吐泻痢下后，腹胀而喘急闷乱，更有热、有痰、有食而腹胀者，白饼子、大黄丸、解毒丸下之。兼须认二便，如都不通，先利小便。

李杲曰：大约寒胀多，热胀少，皆主于脾。

庞安常曰：东垣治胀，不犯上下二焦，用《素问》中满者泻之于内之法，实者分气消积，虚者升阳滋血，治者当师其意而活用之，不可排击，宜中满分消丸、消痞丸、丹腹胀方、升阳滋血汤。

# 痞结积癖

痞义为闭，结则实哉，始由痰饮，热蕴如煨，专留腹胁，似盆似杯，营卫气塞，不能往来，非心下痞，易于宣开，故时胀满，按则哭哀，饮食减少，寒热相催。原其所由，脾脏虚羸，久必土败，变难预推，当须养正，勿但结摧，然痞虽结，未成硬胚，积且致癖，坚实难锤。积因乳哺，节度多乖，腻滞生冷，停聚难裁，风寒外袭，湿热中怀，老痰坚结，或系血坏，皆能成积。腹内为灾，始同鸡卵，逐渐如胎，腹胀且痛，足冷面灰，亦由脾病，虚实兼该，实则宜攻，虚则宜培，未可概论，未可狐猜。汉东王氏，论积最佳，可治不治，分辨无差，虚中之积，症更难谐，因惊伤食，吐泻与皆，其脾愈弱，其病难排，取转不着，积反隐埋，惊疳之候，最宜根荄。婴儿乳积，面色莓苔，口疮吐呃，腹中块垒，皆由乳后，偏卧不回，乳滞胁下，结块而隤。痃癖一症，更属奇赅，蕴结在腹，成块如梅，时常叫痛，骨瘦如柴，左胁下痛，痃气为媒，右胁下痛，癖气相偎，俗名龟痨，左右胁叉，此亦脾病，冷气沉霾，致成是疾，寒热侵骸。至于伤暑，秋必病痎，寒热往来，脾胃气衰，血膜包水，疟癖如蛙，古人成法，可摩可楷，详核方治，慎保婴孩。

# 痞结原由症治

薛己曰：痞结即久，饮食减少，脾气必虚，久而不愈，必先以固胃气为主，使养正则积自除。若欲直攻其结，不惟不能善消，抑亦损其脾土，脾土既亏，必变症百出，当详参各类之治之。

陈藏器曰：痞者，塞也，热气于胸膈之间，留饮聚于胸胁之内，于是营卫不能流行，脏腑不能宣通，由胀满而致痞结，势使然耳，此热实之症也，时或发为壮热，宜圣惠破结散。此方治小儿痞结，虽服汤药时，暂得利，而滞实不消，心下坚胀，按之即哭，内有伏热并成，宜利大便，破结散气。

# 积癖原由症治

李仲南曰：积症有伤乳伤食而身体热者，惟肚热为甚耳。夜间有热者，伤积之明验也。

钱乙曰：小儿病癖，由乳食不消，伏在腹中，乍凉乍热，饮水不止，或喘而嗽，与潮食相类，若不早治，必成痨疳，寒热饮水，胁下有形硬痛，法当用药渐消渐磨之，以其有癥癖，故令儿不食，脾胃虚而发热，故引饮也。

曾氏曰：婴孩积症，皆乳哺不节，过餐生冷坚硬之物，脾胃不能克化，积停中脘，外为风寒所袭，或夜卧失盖，致头痛面黄身热，眼胞微肿，腹痛膨胀，足冷肚热，喜睡神昏，饮食不思，或呕或哕，口噫酸气，大便溲臭，此为陈积所伤。如觉一二日，先用百伤饮发表，次当归散荡动积滞，方下乌犀丸、六圣丸，重与宽利，后用匀气散调补。

陈无择曰：小儿五积，为脏气不行，蓄积一处不动，故曰积，如伏梁、息贲、奔豚、痞气、肥气是也。六聚，谓六腑之气留聚也。腑属阳，阳气流转不停，故其聚不定一处，发而腹痛。积聚之候，皆面瘦黄劣，唓吱不生肌肉，发立，或肌体浮肿，腹急多困，多为水气。凡虚中有积者，因伤食而泻，又吐，如此渐处，其病未瘥，故曰虚积也。又虚中之积，有积而频频取转，却取转不着，致其积尚伏，故亦曰虚中积。若惊积取下，则屎青。食积，屎成块子。凡疳中虚积者，因疳病转泻，虚而疳不退，故虚中尔，所取下粪里白色也。

龚信曰：癖块者，僻于两胁，痞结者，痞于中脘，皆乳哺失节，饮食停滞，邪气相搏而成也。

## 诸 积 分 辨

王肯堂曰：乳积者，其候但是吐下乳来，有酸臭气，因啼叫未已，遽与乳吃，停滞不化而得。兼面青黄，发热作渴，多睡口疮，渐渐黄瘦，腹内结块不散，茅先生用丁香散开胃后，用牛黄丸取下乳积，后用匀气散，常服健脾散，即愈。食积者，肚硬而热，或泻或呕，因饮食过饱，饱后即睡而得，茅先生用牛黄丸取积，后用匀气散调理，常服万灵丸，即愈。气积者，面色黄白，不进食，腹痛啼叫，利如蟹渤，此因营卫不和，日久而得，茅先生用万灵丸、匀气散、醒脾散相夹调理。惊积者，时时泻青水如米疳，是受伤而复有积，烦闷啾唧，常以生嗔，先解散，用百解散，后理积，乌犀丸、三棱散、醒脾散宁惊化积，壮气和胃，仍节冷乳，自愈。热积者，大便不通，风毒疮疖，喉闭痄腮，咽中涎响，茅先生用夺命散吐下热涎，后用匀气散、醒脾散调理，常服镇心丸、天竺黄散，愈。

# 积　　痛

钱乙曰：积痛，口中气温，面色黄白，目无睛光，或白睛多，及多睡畏食，或大便酸臭者，当磨积而痛自除，宜下积丸，甚者白饼子下之，后和胃气，用白术散。又有食积肚痛，有热者，芍药甘草汤加葛根；吐者，加生姜、半夏，或加枳实亦效；其有积而潮热寒热，心腹胀满疼痛者，良方妙香丸。

李杲曰：凡小儿失乳，以食饲之，未有食肠，不能克化，致成食积，腹胀而痛，利色无常，日久瘦弱。

鳌按：有寒积腹痛者，由日渐受寒，兼吃冷物凉饮，寒邪结于脾经，遂致作痛。始犹数日一发，继则一二日发，或日日发，发则面青白，吐清水，喜人手按，或将物抵住，方得稍可，宜用棉子仁八两，炒令烟尽，加入枳壳（炒）、乌药（炒）各一两，木香生研五钱，神曲糊丸，空心淡姜汤下，数日当下白物，渐愈。

## 积病有治有不治

王汉东曰：小儿积病，可医者九。面上虚肿是积，积者，脾之所系，脾主身之肌肉，故应乎面，故知是脾积。其脾系土，土无正形，故早晚浮肿不定，多则早浮，其睡则脾不磨，上面作肿。若病后此症，则是虚中积，宜用补脾消积行气等药。又面合地卧是积，何以合地？其受积在脾，是冷积，何以知之？其脾好土，故知在脾，其冷者属阴，故知伤冷硬物得之，宜下热药耳。又腹胀是积，其积在肺，何以知之？其肺主于气，才受积，其气便冷，腹胀满，气急，故知在肺。如腹胀，先宜调气，后用转，转后更宜调气。又小便如油是积，其积在小肠，何以知之？积受

于脾，脾当传心，心不受触，则入小肠，小肠是心之腑，故知在
小肠，则积其水道，小便如米泔，油相似也。又发黄是积，是积
气伤心，心主血脉，润遍身毛发，被积气所干，则发黄，故知是
积伤心，宜下空心散，及取积药，此人必时复发热也。又赤白痢
是积，其积在肺，受传大肠，及有外伤而得，何以知之？肺主
金，色白，后赤则是外邪，故知肺传大肠，则为赤痢也，宜取后
调气。又两眼黄赤睛青，是积在肝，何以知之？肝主木，色青，
却被气所干即黄赤，睛青者，眼属肝，若受积，故令睛青，是肝
受积。若传胆，必口苦不要吃物，宜凉药退之。又遍身虚肿是
积，其积不在脏，只在腑，何以知之？为其积曾取后，被药发
动，即不在脏，故出皮肤之间为肿也，只宜下取虚中积，药后补
之。又多泻白粪是积，是受冷，积在脾，何以知之？脾主化，受
冷积在脾，冷滑而泻白屎，故知在脾，宜先转，后热药补之。以
上皆可治者也。积病不可治者六。喘急是肺积，肺主气，喘急则
肺绝，当面白全无血色，故不可医。又面黑是肾积，盖面黑者，
肾绝也，当不辨好恶，眼直无光，只一日而死。又吐热气是营
积，其不可医者，是血绝也。血主于心，心不能管，故出热气不
止耳。又手脚心生疮，是卫积，卫者，气也，胃气不生，故手足
生疮。若卫绝，则气不回，只半日死也。又恶心吐干呕是胃绝，
何以不医？胃主化食，热则恶吐，故不治，当食乳不化，不食，
亦干呕吐，面色青黄无血色也。又泻久住了又泻，是积咬脾烂，
何以知其脾烂，当泻白粪而食不消，住了却放粪赤黑而死，故知
脾烂，以上皆不可治也。

## 痃癖原由症治

庞安常曰：癖者，血膜包水，侧僻于胁旁，时时作痛也。惟
癖为能发热，为能生寒热，故疟家中脘，多蓄黄水，日久而复结

癖，寒热不已。有是疾者，由乳哺失调，三焦关格，以致水饮停滞肠胃，如冷气搏之，则结聚成癖。轻者积滞木香丸，重者取癖丸。

王肯堂曰：茅先生论，儿生五月至七岁，有结癖在腹，成块如梅核大，来去，或似卵大，常叫痛者，左胁下名痃气，右胁下名癖气，用蓬莪术散夹健脾饮服即愈。如面黑，目直视，泻黑血，口鼻手足冷，不进食者死。

# 食 积

太阴脾脏，奠安一身，论其职掌，化宿消陈，滋荣脏腑，灌液布津，上承胃纳，表里相循，下输大肠，传送频频，土为物母，乃见其真。本脏气虚，虚则寒因，虚寒相搏，或又湿屯，水谷所入，莫与磨磷，久则成积，腹痛胀膜，吞酸呕吐，昏冒其神，夜必发热，肚热眉颦，当须识此，食积是论，若有外感，益觉邅迍[1]，夹食伤寒，寒热吟呻，先消其食，发汗溱溱，寒热自止。宁至经旬，脾肾虚败，泻必侵晨，脾胃实热，渴咽燥唇，此皆食积。脾病灾亲，或则伤饱，脾气不伸，积留日久，溃败濡沦，变成食利，脓积维均，微痛微胀，肚腹内埋，法从积滞，调理是遵，夫然后愈，病得回春。

鳌按：小儿之病，多由乳食未化，即或六淫相干成疾，亦必兼宿食，故另出食积一门，不混于积癖条内。

## 食积原由症治

王履曰：仲景云，寸口脉浮而大，按之反涩，故知有宿食，

---

[1] 邅（zhān）迍（zhùn）　邅，难行；迍，困顿。意谓神倦乏力。

下之宜大承气汤。然同一发热，而伤食者惟肚腹之热为甚，且粪极酸臭，夜间潮热，尤伤食之明验也。小儿宿食不消者，胃纳水谷而脾化之，儿初不知樽节，胃之所纳，脾气不足以胜之，故不消也。钱氏论食不消，由脾胃冷，当补脾，益黄散主之是也。

初虞世曰：小儿食积者，因脾胃虚冷，乳食不化，久而成积，其症至夜发热，天明复凉，腹痛膨胀，呕吐吞酸，足冷肚热，喜睡神昏，大便酸臭是也。有前症而兼寒热者，名曰食积寒热，若食在胃之上口者，吐之；在胃之下口者，消之；腹痛痞胀，按之益痛者，下之；下后仍痛，按之则止者，补之。夹食伤寒者，先散之，用参苏饮。热甚便秘者，先利之，大柴胡汤。如无外感，只伤食，不至于甚，保和丸调之。盖脾为至阴之脏，故凡脾病者，至夜必热，热而兼寒，则又见所胜者侮所不胜者矣。食未消者消之，则寒热自止，即消者补之，则寒热自痊。若手足并冷，喜热饮食，此中州虚寒也，皆温之。大便欲去不去，脾气下陷也，宜升之。若夜间或清晨泄泻者，脾肾俱虚也，四神丸。手足热，作渴饮水者，脾胃实热也，泻黄散。手足虽热，不渴，大便不实者，白术散，仍参腹痛、腹胀、积痛、积滞治之。

## 食 积 痢

闻人槻曰：有食饱伤脾，脾气稍虚，物难消化，留而成积，积败为痢，肚腹微痛，先调胃气，次理积，却止痢，则病根自除。和中散，理虚养胃。三棱散、乌犀丸，助脾化积。沉香槟榔丸、守中汤，进食止痢。

## 食 积 吐 泻

张涣曰：吐乳泻黄，是伤热乳，吐乳泻青，是伤冷乳，皆当下之，此迎而夺之之法也。不若伤热者，用五苓散以导其逆，伤冷者用理中汤以温其中，自然平复也。脾经积滞未除，再为饮食所伤，不吐则泻，不泻则吐，宜以三棱散化积、守胃散和中。

鳌按：痢与吐泻各有专门，二条列于此者，以专由食积也。

# 吐　　泻 单吐　单泻

吐病伤胃，泻病伤脾，吐上焦郁，泻下焦衰，脏腑部分，各不相移。论吐之原，病非一机，或由胃虚，睡必露眦；或由胃冷，其脉沉微；或由胃热，凉饮是怡；或胃虚热，渴而尿稀；或胃有积，肚热面黧；或胃有痰，嗽逆声嘶。挟惊挟毒，吐亦相随。和中助胃，止吐之基。论泻之原，五脏兼推。脾受木克，面黄神疲。脾为水侮，洞泻如筛。心脾气虚，泻黄多噫。肺脾气拂，沫出多啼。脾气虚寒，冷及四肢。脾家积热，心烦口糜。脾为湿滞，浮肿脉迟。脾气下陷，腹坠如遗。脾中虚痞，胀满难支。清神益气，止泻应施。吐泻交作，霍乱维危。或心先痛，吐难自持。或腹先痛，泻必淋漓。中焦闭隔，上下气暌，挥霍缭乱，方书慎之，曰搅肠痧，俗名甚奇。开通疏利，乃是正治。吐泻之故，调护多非。儿生幼稚，六气尚亏，乳食不节，外感侵欺，清浊相干，蕴作疮痍，先泻后吐，由虚冷兮，先吐后泻，其实热治，详其轻重，审厥参差。维吐之属，呕则类齐，维泻之属，痢则同归，其分别处，未可或迷，再参岁气，更辨四时，勿轻心掉，才可言医。

## 吐泻原由症治

虞抟曰：小儿吐泻泄黄，伤热乳也，吐泻泄青，伤冷乳也，皆用白饼子。下后伤热乳者，玉露散；伤冷乳者，益黄散。

王汝言曰：小儿吐泻并作，即名霍乱。有心痛而先吐者，有腹痛而先泻者，莫不由中焦而作。上焦主纳而不出，中焦主腐化水谷而生荣卫，灌溉百骸，下焦分别水谷，主出而不纳。脾居中州，胃为水谷之海，乳哺入胃，脾能克化，然后水谷传变得宜，岂有吐泻之患？凡小儿吐泻，皆因六气未完，六淫易侵，兼以调护失宜，乳食不节，遂使脾胃虚弱，清浊相干，蕴作而然。有先泻而后吐者，乃脾胃虚冷，其候先泻白水，吐亦不多，且气缓而神色慢，额前有汗，六脉沉濡，此为冷也。有先吐而后泻者，乃脾胃有热，气促唇红，吐来面赤，脉洪而数，渴饮水浆，此为热也。冷热宜辨。

楼全善曰：吐泻昏睡露睛者，胃虚热也，钱氏白术散。吐泻昏睡不露睛者，胃实热也，钱氏玉露散。

张兼善曰：初生吐泻，大便色白，停乳也，紫霜丸，下后用香橘饼。初生月内吐泻，宜朱砂丸。如吐骤，或泻完谷者，伤风甚也。凡伤风多作吐泻者，风木好侵脾土故也，宜大青膏。

王履曰：婴儿暑月吐泻身热，宜玉露散，或益元散。寒月吐泻身冷，宜益黄散。

钱乙曰：吐泻久，将成慢惊风，宜和胃丸、双金丸。一五岁儿吐泻，壮热，不思乳饮，钱见曰，此儿目中黑睛少而白睛多，面色㿠白，必多病。夫面色㿠白者，神怯也，黑睛少者，肾虚也，黑睛属水，本怯而虚，故多病也。纵长成，必肌肤不壮，不耐寒暑，易虚易实，脾胃亦弱，更不可纵恣酒色，若不保养，不过壮年也。面上常无精神光泽者，如妇人之失血也。今吐利不食壮热者，伤食也。又虚怯不可下，下之虚，入肺则嗽，入心则惊，入脾则泻不止，入肾则益虚，但以消积磨化之，为微有食积也。

薛己曰：小儿吐泻，手足指冷者，脾气虚寒也，异功散加木香。泻而脾中重坠者，脾气下陷也，补中益气汤。服克滞药而腹中窄狭者，脾家虚痞也，六君子汤。面黄泻青者，脾虚而肝乘之也，六君加升、柴、木香。多噫泻黄者，六君加炮姜、升麻。生下半月内吐者，只调其母，儿不胜药也。

## 四时吐泻治分表里

钱乙曰：春冬之治宜从表，如伤寒吐泻身温，乍凉乍热，睡多气粗，大便青白，呕吐，乳下不消，时咳嗽，更有五脏兼现症，当煎入脏君臣药，先服大青膏，后服益黄散。如先曾下，或无下症，慎不可下，此乃脾肺受寒也。若伤风吐泻，身热多睡，能食乳，饮水不止，吐痰，大便黄水，此为胃虚热渴吐泻也，当生胃中津液，以止其渴，白术散，后用发散，大青膏。伤风吐泻，身凉吐沫，泻青白，闷乱不渴，哽气，长出气，睡露眼，此伤风荏苒轻怯，因成吐泻，专先补脾，益黄散，后用发散，大青膏。此伤风二症，多病于春冬也。夏秋之治宜从里，儿生三日内壮热，不思乳食，大便乳食不消，或白色，是伤寒，当下之，白饼子，并和胃，益黄散。儿生三日至十日，吐泻身温凉，不思乳食，大便青白，乳食不消，上实下虚也。更有五脏兼见症，肺则睡露睛喘气，心则惊悸饮水，脾则困倦多睡，肝则呵欠烦闷，肾则不语畏明，当视其兼脏症，先泻其所实而补其虚，如脾虚，益黄散主之。此二症多病于夏秋也。再如五月夏至后吐泻，身壮热者，此热也，盖小儿脏腑，十分中九分热也，或因伤热，乳食不消，泻深黄色，玉露饮。六月大暑后吐泻，身大温而似热，脏腑中六分热四分冷也，吐呕，乳食不消，泻黄白色，似渴，或乳或不乳，食前少服益黄散，食后多服玉露饮。立秋后，吐泻身温，脏腑中三分热七分冷也，不能食乳，多似睡，闷乱，哽气，长出气，睡露睛，唇白多哕，欲大便，不渴，食前多服益黄散，食后少服玉露饮。八月秋分后吐泻身冷，无阳也，不能食乳，干呕哕，泻青褐水，当补脾，益黄散，不可下也。凡治小儿吐泻，大法，五月内九分下而一分补，八月内，九分补而一分下，切勿混治。

万全曰：小儿盛暑吐泻，邪热在下焦则泻，在上焦则吐，亡津必渴，用玉露散，虽吐，时时与啜之，过三日必愈。如身热脉大尿黄，五苓、益元各半，汤调温服。如身凉脉细，尿清，早晨益黄散，午后玉露散。如过四五日困弱，异功散，或用和中散。

曾氏曰：小儿盛夏初秋，遇夜乘凉，渴而饮水，过食生冷，攻击肠胃，遂乃暴吐暴泻，传作手足俱痹，筋挛而痛，痛则神志不宁，若以惊症治之，误矣。

张元素曰：如有风而泻，用防风、羌活，谓吐泻兼肝病，风搐拘急。如有热而泻，用大黄、黄连，谓吐泻兼心病，身热也。有寒而泻，用附子，谓吐泻兼肾病，身冷或足胫寒而逆也。有湿而泻，用白术、茯苓，谓吐泻兼本脏脾病，多睡体重昏倦也。有肺病而泻，用白芍、桂心，定喘麦冬、人参，甚者用槟榔，大便不通加大黄，谓吐泻兼肺病，咳嗽也。

# 吐泻心腹痛

《圣惠方》曰：小儿冷热不调，乳哺失节，使阴阳清浊之气相干，而变乱肠胃间，则成霍乱而心腹痛者，冷热气与正气相击，或上攻心，下攻腹，故痛。

# 单　吐

### 吐病原由症治

巢元方曰：毒气吐者，春夏以汤与儿，肠胃脆弱，不胜药势，逆吐下不止，药熏脏腑，烦懊顿乏，为中毒气吐下，千金藿香汤。

曾氏曰：论吐之原，难以枚举，有冷吐、热吐、积吐、伤风嗽吐、伤乳吐，吐则同而症则异。冷吐者，乳片不消，多吐而少出，脉沉微，面白眼慢，气缓神昏，额汗，此因风寒入胃，或食生冷，或伤宿乳，胃虚不纳而出，宜当归散加煨姜、陈皮，或间投冲和饮、理中汤，不效，参香饮。热吐者，面赤唇红，吐次少而出多，乳片消，面色黄，遍体热甚，或因暑气在胃，或食热物，精神不慢，而多烦躁，此热吐也，宜大顺饮、香薷饮。误服热药，先投绿豆饮解之，次止吐药。积吐者，眼胞浮，面微黄，足冷肚热，日轻夜重，儿大者，脉沉缓，此宿冷滞脾，故吐黄酸水，或有清痰，脉实而渴，为食积所伤，吐酸溲气，或宿食并出。儿小者，呢乳不化是也，先五苓散和解，次乌犀丸。最小者，三棱散。伤风嗽吐者，热生风，风生痰，痰结胸中，肺气不顺，连嗽不止，和痰吐出，此为嗽吐，痰壅而作，乃为实症，先投清肺饮，小柴胡汤。若嗽久肺虚，土不生金，面白唇燥，干嗽干呕而无痰，可温补为主，茯苓厚朴汤、惺惺散。伤乳吐者，才乳哺后即吐，或少停而吐，此因乳饮无度，脾弱不运故也，三棱散。此外又有风痰吐，乃是伤寒不解，吐乳夹痰，若多时，必要生风，青州白丸子、半夏散。挟惊吐，张涣三春丹。疳积吐，本事方。凡霍乱吐不止者，伏龙肝细末二钱，白扁豆炒，煎汤调下，立止。若扁豆嫩苗更好。

钱乙曰：小儿经年吐乳，眼慢粪矛，有筋膜者，乃父母交感时吃乳所致，名曰交精吐奶，宜益黄散、五疳保童丸。

谭殊圣曰：小儿惊膈吐还频，日夜连连不暂停，渌水槐黄泔淀汁，和虫乳食一时喷，丁香研共生犀服，五胆牛黄主有勋。若有得逢如此药，值饶危困却还魂（此名归命丹）。

# 单　泻

## 泻病原由症治

巢元方曰：小儿暴泻者，由肠胃虚，卒为冷热之气所伤而成。热则色黄赤，冷则色青白。若冷热相交，则变为赤白滞痢也，宜龙骨散。小儿久泻者，大法补虚消积，宜华佗久利神验方。

张元素曰：乳食不消，初病，忽然气出冷，四肢亦冷，面白无光泽，精神不定，乃胃气不和，可以大温药治之，使君子丸、益黄散。若病泄泻日久不瘥，乳食不化，是脾胃有风冷，先服益黄散二帖，后用宣风散导之，再大补胃。

曾氏曰：论泻之原，有冷泻、热泻、伤食泻、水泻、积泻、惊泻、风泻、脏寒泻、疳积朦泻，种种不同。冷泻多是白水，泻密而出少，腹痛而鸣，眉皱目慢，面带白色，额有汗，冲和饮，当归散、参苓白术散。热泻者，大便黄色，如筒吊水，泻过即止，半日复然，心烦口渴，小便黄少，乳食必粗，先用五苓散，或大顺饮，次钱氏白术散、香薷散。伤食泻者，乃脾胃素弱，复伤生冷，故大便不聚而泻。或因母餐生冷肥腻，亦能作泻，面唇俱白，泻稀而少，或如败卵臭，身形黄瘦，宜固脾和中散、醒脾散。水泻者，即洞泻，乃阴阳不顺，水谷不分，泻黄水而小便少，次多无度，夏秋之际，昼则解衣取凉，夜则失盖感冷，冷热相激，清浊混乱，或因母热与乳，令儿脾胃不和，水谷交杂而下，宜五苓散，加苡仁、车前、半夏，分正阴阳，或白术散、六和汤。积泻者，脾气虚弱，乳食入胃不消，久又伤冷食，传之大肠，遂成泄泻，诸药无效，盖以积在脾胃未除，何由得愈？先三棱散除积，次沉香槟榔丸、参苓白术散，再和中散。惊泻者，粪青如苔，稠粘如胶，不可便止，但镇心抑肝，和脾胃，消乳食，先五苓散，次三棱散。风泻者，慢惊大病后有之，粪稀，黄褐色，或夹食而下，因脾虚所致，或夹黑褐色者，属脾虚而肾水乘之也。若久则惊搐，先五苓散加苡仁以疏肾水，次泻黄散以去脾风，再参苓白术散以补脾气。脏寒泻者，粪青不稀不稠，或下清水，未泻腹痛而鸣，啼哭方泻，生三五月内有此，周岁则无，因断脐风冷外逼而成，先冲和饮加葱白，次当归散加煨姜，及匀气散、理中汤。疳积膜泻者，面黄肚胀脚弱，头大项小，发稀而竖，肌瘦不食，朝凉夜热，腹有癥癖，泻无定色，恶臭，自泻自止，先三棱散加陈皮，次乌犀丸、芦荟丸、快肠汤。凡泻痢色青甚而淡黄夹白，寒多热少，此阴邪胜阳，宜守中汤、胃苓汤扶表救里，方进当归散加陈皮、紫苏、生姜、糯米。寒甚者，理中汤加附子、姜、枣，次南星腹皮饮。若泄泻色青淡，有沫，黄稠，热多寒少，亦致黄瘦烦躁，宜五苓加苡仁、车前、生姜，解散余邪，仍用茵陈山栀汤送五苓散，退黄色，或万安饮、四神丸。

　　鳌按：疳积膜泻，膜者，胀也。其症必目胞肿，腹胀，喜饮水，利色无常，日见消瘦。

# 痢　　疾

　　东垣有言，凡发痢疾，白则伤气，赤则伤血，赤白相兼，气血都怫。东垣此言，千古无匹，请申论之。昭昭若揭，惟肺主气，气伤肺遏，白由肺来。暑湿所折，惟心主血，血伤心热，赤自心来。暑湿是结，至若痢黄，乃脾胃泄。暑湿伤土，饮食无节，黄中白垢，肺脾气郁，黄中赤秽，心脾气夺。五脏俱伤，五色痢溢，治必求本，审之贵悉。因热因寒，斯言恍惚，痢必腹痛，后重里急，乃气不宣，津液凝涩，每一滞行，肠痛如刮，大肠即瘀，小肠亦窒，阴阳不分，虚实更叠。《内经》之言，其因不一，春伤于风，夏生飧泄。少阳在泉，火淫如荄，民病注泻，

赤白俱出，此皆病因，非病从发。至于噤口，至于休息，痢止于
此，多死少活，审脉察症，毋少轻忽，方药所投，庶保无失。

## 赤白痢原由症治

巢元方曰：小儿痢如膏血者，名赤痢。肠气虚极，肠间脂与
血俱下也。蛊毒痢者，寒暑不调，小儿解脱，为毒疠之气所伤，
邪与气血相搏，毒蕴肠胃，值大肠气虚，则其痢状，血瘀如鸡
肝，此毒气甚热，状如中蛊，故名脾毒痢。歌云：脾间有毒号纯
阳，本为医人热药伤，致使大肠多结涩，多饶滴血在枯肠。如风
腹闭难开眼，身热头温脚转凉，舌赤胸高为此候，多啼喘急更如
狂。先须解热并开胃，便是明医用药良。此脾受热积，失治，则
毒伏，治先凉脾，次去积。若胸骨忽高，更加喘急，不治，宜金
华散、香连丸。风毒痢歌云：八痢之中风转难，形如青草汁多
般，毒风豆汁添邪热，胃败鸡肝片片全。加赤不须先下积，闭眸
绝食不堪看，若归白痢还须下，脏腑频温得本源。

《圣惠方》曰：小儿血痢者，由热毒折于血，血入大肠也。
血随气循环经络，通行脏腑，常无停滞，若为毒热所乘，遇肠虚
血渗入肠，则成血痢。小儿肠热，则痢下鲜血，如肠风一般。小
儿脓血痢者，由热毒在脏，血得热则流，渗入大肠，与肠间津液
相搏，积热蕴结，血化为脓，腹虚则泄，故成脓血痢。有渴痢兼
症者，小儿利兼渴候，此是水谷痢，津液枯竭，脏腑虚燥，则引
饮，若小便快者，利断渴则止，小便涩者，水不行于小肠，渗入
肠胃，渴亦不止，利亦不断，凡如此者，皆身体浮肿，脾气弱，
不能克水故也，亦必眼痛生障。小儿上焦本热，今又利，下焦
虚，上焦热气转盛，热气熏肝故也，先醒脾散、匀气散，调一二
日，后用调中饮，自愈。有痢后羸瘦，小儿肠胃虚弱，受风冷，
或挟疳气，则下痢，痢断后，肠胃尚虚，谷气犹少，不能荣血

气，故羸瘦，桔梗丸。痢后浮肿，歌曰：冷痢日久失医治，遍身浮肿却如吹，脉洪是气化为水，沉实还因积有之，顺气肿消为上法，气平两日定多尿，莫教食饱还忧滞。此疾先因积损脾，用止渴圣效散。小儿赤白久痢不止，腹痛瘦弱，不思饮食，宜黄连散、肉豆蔻散。

曾氏曰：赤白之痢，世人无不曰赤为阳为热，白为阴为冷，或曰无积不成痢。至于调治，若冷热药更进，或单投去积药，必难效。盖风木克胃土，不为暴下，则成痢疾，赤白交杂，为阴阳不分，法当分正阴阳。若即分，仍赤白同下，则专究所因。若先白后赤，乃内伤生冷，失于盖覆。又元气感于暑热，宜先救里，次解暑毒。若先赤后白，乃先伤热而后感冷，先宜解热，后治痢。有挟热痢者，则纯下鲜血，此风能动血，宜冷服黄连香薷散及当归散加醋炒蒸柏叶。有挟冷痢者，则下纯白冻，或白上有粉红色，或似猪肝瘀血，皆为阴症，盖血得寒则凝也，先五苓散加守中汤，次固真汤。倘不辨虚寒冷热妄治，必脾胃愈虚，或成噤口。又有里急为阳，后重为阴，未圊前腹痛为里急，已圊后腹痛为后重。里急大肠涩也，先大顺饮加宽气散，利解宽肠丸。后重为气虚，五苓散加人参送香连丸。若二症俱作，双金饮。然泻痢二字，自是两症，粪夹水，来多而顺者，曰泻；带血纯白冻，来三五点而痛者，曰痢。轻重阴阳，于此而分，斯为治法。有脓血交杂，经久不止，日轻夜重，或日夜频数，食减痛多，并用万金散、神效散。有五色痢者，乃因五脏蕴热，荣卫不调，五谷不化，熏腐脏腑，神气昏沉，日久不散，此候已危。最苦是腹中痢痛，儿小者无治法。盖五色者，乃五脏之色，皆见于外。儿大者，可用局方三神丸，或小来复丹，煎五苓散送下，或可疗。又有风痢，多是黄褐色，与疳泻颇同，但不臭为异，此风毒停滞于脾，泻黄散。若赤白同下不禁，小便少涩，痛热并作，唇裂眼赤，气促心烦，坐卧不安，狂渴饮水，谷道倾陷，饮食不进者，难治。

薛己曰：海藏用四君芎归治虚弱之痢，四君干姜治虚寒之痢，愚尝治手足指热饮冷者，为实热，用香连丸。手足指冷饮热者，为虚寒，用异功散送香连丸。若兼体重肢痛，湿热伤脾也，升阳益胃汤。小便不利，阴阳不分也，五苓散。若湿热退而久痢不止者，脾气下陷也，补中益气汤倍升柴。泻痢兼呕，或腹痛，脾胃虚寒也，异功散加木香、炮姜。或变为疟者，肝克脾也，六君加升、柴、钩藤。若积去仍痢，脾气虚也，四君送香连丸。若因母膏粱六淫七情，致儿为患者，当兼治其母。

叶桂曰：脓血痢，疼痛后重，初用宣通驱热，如芩、连、大黄，必加甘草缓之。非如伤寒屎坚，须用芒硝，咸以软坚直走，破泄至阴，此不过苦能胜湿，寒以逐热，足可却病。噤口痢都因热升浊攻，必用大苦，如芩、连、石莲清热，人参辅胃益气，热气一开，即能进食，药宜频频进二三口。小儿休息久痢，变为粪后下血，最难速愈。有因气弱下陷，补中益气。虚寒若饮食不化，益黄散。湿热未净，气分延虚，清暑益气汤。胃强善食者，苦寒清热，更节饮食，须善调经月。久泻久痢，必伤肾，肾司二便也，必肛门后坠，与初病湿热里急下重不同，治以摄阴液，或佐疏补，久则纯与摄纳。

# 卷　四

## 感　冒

　　感者触也，冒其罩乎，触则必犯，犯则内趋，罩则必蒙，蒙则里瘀。当其感冒，浅在肌肤，表之则散，发之则祛，病斯痊矣。宁至盘纡，若不早治，由外内徂，侵经及络，脏腑壅沮，潜骨沦髓，邪毒固储，变成大病，难以骤驱，而至于危，而至于殂，伊谁之过？能无憾欤！感冒之邪，惟风最初，风行迅速，飘忽吹嘘，当风行止，便入身躯，由风挟寒，风寒是驱，乃风之寒，非风寒俱，故异伤寒，六经遍逾，脉兼浮紧，其候吁喝。由风挟热，风热是呼，乃风及热，非风热殊，故异中热，暑暍猝痛，脉兼浮数，其候龃龉。感冒之原，由卫气虚，元府不闭，腠理常疏，虚邪贼风，卫阳受摅，惟肺主气，首先犯诸，心火相合，肝风并煦，以渐而入，因风疾驰，避风避箭，载在方书，正风且然，况戾风刳。感冒之症，未可尽拘，头痛身热，轻则或无，必恶风寒，肢体不舒，鼻流清涕，堵塞气粗，喘咳声重，涎沫有余，咽干口闭，自汗沾襦，此外因也，当用表除。素有痰热，窠囊若墟。太阳阳明，二经是居，风邪易入，招引而孚，风乘火势，火煽风枢，互相鼓动，病盛膈肤，此内因也，当用爬梳。感冒之治，四时难诬，春夏辛凉，升麻柴胡，荆防羌葛，取效须臾，秋冬辛温，桂枳参苏，二胡二活，其要也夫。内治苦甘，升散同符，冲和通圣，二方是图。临时消息，以意菑畬，庶几疢疾，如草加锄，所触斯解，所罩亦纾。

# 四时感冒症治

钱乙曰：贪睡，口中气热，呵欠，烦闷者，伤风症也。头目疼痛，而畏人畏寒者，伤寒症也。张元素曰：小儿外感风寒，拘急，呵欠，皮毛涩，口中气热者，当发散，秋冬用温热，春夏用凉寒。

谭殊圣曰：小儿头痛体痛，鼻塞流涕，咳嗽喷嚏，颊赤眼涩，山根青色，皆伤风寒也，宜大青膏。

初虞世曰：感冒风寒，通用人参羌活汤、惺惺散、参苏饮。

万全曰：有风热兼伤者，或先伤风而后受热，或先受热而后伤风，一时齐发，贵审轻重而治之，宜桔梗汤、热郁汤。若久不愈，此儿必虚，不得仍用表散。

李梴曰：伤风则流涕鼻塞声重。伤风症，属肺者多，宜辛温辛凉散之。

戴氏曰：新咳嗽鼻塞声重是也。有汗而恶风，此真感风症也。

# 春温风温夏热秋燥冬寒症治

王履曰：小儿春日温病，未满三日，先用惺惺散二帖，后四五日不解，烦渴呕吐，白术散。自汗口燥，用制白虎汤。六七日，大便燥结，四顺饮子下之。心腹大实大满，牛黄通肠丸下之。初起，疑是疮疹，只用葛根升麻汤解肌。

叶桂曰：春温，伏气症也，昔人以冬寒内伏，藏于少阴，入春发于少阳，以春木内应肝胆也。寒邪深伏，已经化热，昔人以黄芩汤为主方，苦寒直清里热。热伏于阴，苦味坚阴，乃正治也，知温邪忌散，不与暴感门同法。若因外邪先受，引动在里伏热，必先辛凉以解新邪，继进苦寒，以清里热。况热乃无形之气，幼医用消滞攻治有形，胃汁先涸，阴液竭尽者多矣，拟春温备用方，黄芩汤、凉膈散、清心凉膈散。若新邪引动伏邪，葱豉汤。春温，为冬季伏邪，幼科亦有之，治从大方，然暴感为多，如头痛恶寒发热，喘促鼻塞，身重，脉浮无汗，原可表散，春令温舒，辛温宜少用，阳经表药，最忌混乱。至若身热咳嗽有痰之症，只宜肺药辛解，泻白散加前胡、牛蒡、薄荷之属，消食药只宜一二味。风温，乃肺先受邪，遂逆传心包，治在上焦，不与清胃攻下同法，幼科不明手经之病，多致危殆。若寒痰阴闭，亦有喘急胸高，不可与前法，用三白吐之。春季温暖，风温极多，温变热最速。若发散风寒消食，劫伤津液，变症尤速，拟风温备用方，凉膈散、清心凉膈散、泻白散、白虎汤、至宝丹、清心牛黄丸、喻氏清燥救肺汤。先夏至为病温，后夏至为病热。热者，暑热也，暑必兼湿，暑伤气分，湿亦伤气，汗则耗气伤阳，胃汁大受劫灼，病变由此甚多。张风逵云：暑病首用辛凉，继用甘寒，再用酸泄收敛，不必用下，可称要言不烦。夏令受热，昏迷若惊，此为暑厥，即热气闭塞孔窍所致，其邪入络于中络同法，牛黄丸、至宝丹，芳香利窍，可效。苏后用清凉血分，如连翘心、竹叶心、元参、细生地、鲜生地、二冬之属。此症初起，大忌风药，初病暑热伤气，竹叶石膏汤，或清肺轻剂。大凡热深厥深，四肢逆冷，但看面垢齿燥，二便不通，或泻不爽为是，大忌误认伤寒。秋深初凉，稚年发热咳嗽，与春月风温相似，而温自上受，燥自上伤，理亦相等，均是肺气受病，世人误认暴感风寒，混投三阳发散，津劫燥甚，喘急告危。若果暴凉外束，身热痰嗽，只宜葱豉汤，或苏梗、前胡、杏仁、枳、桔之属，仅一二帖亦可。更有粗工，亦知热病与泻白散加芩连之属，不知愈苦助燥，必增他变，当以辛凉甘润之方，气燥自平而愈，慎勿用苦燥劫灼胃液。秋燥一症，气分先受，治肺为急，若延数十日，病必入血分，又非轻浮肺药可治，须审体症端。深秋入冬，暴冷折阳，外感发热，头痛身痛，呕恶，必从太阳。若渴能饮水者，里热见症，即非纯以表散。伤寒每以风伤卫用桂枝法，寒伤营用麻黄法，小儿肌疏易汗，难任麻、桂辛温表邪。太阳治法，轻则紫苏、防风二味，身痛用羌活，然不过一剂。伤风症亦肺病为多，前、杏、枳、桔之属，辛胜即是汗药，葱豉汤乃通用要方。若肢冷寒战，呕吐自利，或身无热，即从中寒里症。三阴须分，但小儿太阴中寒最多，厥阴间有，若冬令应寒，气候温暖，当藏反泻，即能病，名曰冬温。温为欲热之渐，非寒症得汗即解，若涉表邪一二，里热必兼七八，是隐疹丹痧，非徒风寒。或外受之邪，与里邪相薄，亦令郁于经络，或饮醇厚味，里热炽烈，而卫气不与营气相和，或不正直入内侵，即有腹痛下痢诸症，其治法必以里症为主，稍兼清散，设用辛温，祸不旋踵。至于痧痘时疠，须分四气也。

# 痰　涎

大人痰饮，小儿涎痰，痰由涎结，涎乃脾泔，脾运胃液，肢体皆咸，脾气不足，风热相兼，壅遏中脘，口沫淹淹，乃生壮热，惊搐渐添。脾热乘心，涎亦中含，心忡心悸，胸膈常怗[1]，涎流口角，痰自喉探，或喘或嗽，皆痰之嫌，鸡声锯声，皆痰之占。凡属惊痫，痰必深潜，凡属积痞，痰又牢坚。疟必有痰，寒热难堪，眩亦多痰，痰火上炎。凡诸痰病，涎亦均沾，然痰与涎，津液所涵，实为元气，相附如缄，不图其本，痰涎是劖[2]，元虚而脱，难免僝僽[3]，钱氏遗法，白术散拈，痰涎之治，此

---

〔1〕怗（zhàn）　怗滞，不顺畅之意。
〔2〕劖（chán）　断，凿，猛药涤改之意。
〔3〕僝（chán）　不整齐。僝僽此处有疲惫衰败之意。

其大凡，勿求小效，心存二三。

## 痰涎原由症治

钱乙曰：余治朱监簿子，五岁，夜发热，晓如故，医以铁粉丸下涎，病益甚，至五日大引饮，余取白术散一两，煎三升，任意饮，朱疑其泻，余曰：纵泻勿怪，但不可下耳，止泻治痰，清神退热，皆此药也。又煎三升，服尽稍愈。三日，又服三升，不渴无涎，投阿胶散二服，安。

《圣惠方》曰：小儿多涎者，风热壅脾，积聚成涎，即乳食不下，涎沫结实，而生壮热。小儿多涎，亦由脾气不足，不能四布津液而成。若不治其本，补中益气，而徒去其痰涎，痰涎虽病液，亦元气所附，去之不已，遂成虚脱，每见惊搐壮热等症，医以下痰，小见功效，屡下之而致夭亡者多矣。姑备方，半夏丸、牛蒡子散、谭氏金珠丸、白附丸。

## 五脏传变皆痰

李梃曰：五脏传变，皆痰为患。盖痰乃风苗，火静则伏于脾，风动则壅于肺，痰火交作，则为急惊，或成嗽痹。痰火结滞，则为痫钓，或为咳嗽。痰火去来，则为泻青。皆由脾湿而成。所以惊风忌纯用风药，当以养血药为使，古方保元汤加白芍，为慢惊美剂也。

脾肺，母子也，二脏俱虚，则生烦涎。烦涎者，脾肺所出也，涎则流溢在于咽喉，如水鸡之声，咳嗽烦闷，宜抱龙丸、夺命散。

# 咳嗽哮喘

咳嗽哮喘，肺脏所招，为虚为实，有本有标，析而治之，理无或淆。咳则无痰，其声必高，嗽则无声，其痰若胶，声痰俱有，咳嗽名昭。大抵咳嗽，由伤肺杓，或风乘肺，头痛汗饶；或寒乘肺，肢冷酸痛；或热乘肺，面赤热潮；或火乘肺，涕唾血条；或燥乘肺，毛发如烧。惟嗽之痰，脾湿未消，更详时令，四序分镳。秋冬多实，春夏虚劳，更分久暂，莫任歊歊。初时感冒，邪舍皮毛，淫淫习习，喉痒难搔，嗽久液耗，华盖难浇，声连气粗，涎沫盈瓢。更参脏腑，仔细推敲，呕苦属胆，胁痛肝扰，小肠失气，喉梗心苗，长虫胃呕，吐乳脾嘈，大肠遗粪，喘息肺摇，膀胱遗尿，肾痛背腰，腹满面肿，此属三焦，须明种种，咳嗽堪标。哮喘相近，细核实遥。哮专主痰，与气相撩，或嗜咸醋，膈脘煎熬，口开呷吸，口闭呀嗷，呀呷二音，乃合成哮。喘气促急，专主热燎。痰声喝喝，肚撷胸垚，抬肩张口，鼻煽气佻，俱为恶候，非可易调。故知肺病，不自一朝。金为火克，热被寒包，根因不一，辨析厘毫，肃清娇脏，永令坚牢。

## 咳嗽原由症治

钱乙曰：夫嗽者，肺感微寒，八九月肺气大旺，病嗽者必实，非久病也。其症面赤痰盛，或身热，宜葶苈丸下之，久者不可下也。十一二月嗽者，乃伤风嗽也，风从背脊第三椎肺俞穴入也，宜麻黄汤汗之。有热症，面赤饮水涎热，咽喉不利者，宜兼甘桔汤。若五七日间身热痰盛唾粘者，褊银丸下之。有肺盛者，咳而后喘，面肿欲饮水，有不饮水者，其身即热，泻白散。若伤风嗽，五七日无热症而但嗽者，亦可用葶苈丸，后用下痰药。有肺虚者，咳而哽气，时时常出气，喉中有声，此久病也，阿胶散补之。痰盛者，先实脾，后以褊银丸微下之。痰退，即补肺如上法。盖久嗽者，肺亡津液，故必用阿胶散。治嗽大法，盛则下之，久即补之，更量虚实，以意为增损。

《圣惠方》曰：小儿嗽而呀呷作声者，由胸膈痰多嗽动，其痰上搏于咽喉之间，痰与气相击，随嗽动息，呀呷有声，其咳嗽本体虽同，而于治疗则加消痰破饮之药，以此为异耳，宜《圣惠》射干散。

罗谦甫云：小儿龟龄症，本由暑热所侵，未经发散，邪传心肺，变而为热，热生风，风生痰，痰实不化，因循日久，结为顽块，圆如豆粒，遂成痰母。推本其原，或啼哭未休，遽于乳食；或饲以酸咸，气郁不利，致令生痰；或风寒暑湿侵袭；或堕水中，水入口鼻，传之于肺，故痰母发动而风随之，风痰潮紧，气促而喘，乃成痼疾。急宜去风化痰，先以五苓散同宽气饮、宽热饮，稍用姜汁和匀，沸汤调服，次进知母汤，半夏丸治之。

张元素曰：嗽而两胁痛者，属肝经，小柴胡汤。嗽而呕苦者，属胆经，黄芩半夏生姜汤。嗽而喉中如哽者，属心经，甘桔汤。嗽而失气者，属小肠，芍药甘草汤。嗽而右胁痛者，属脾经，升麻汤。咳而呕长虫者，属胃经，乌梅丸。嗽而喘息吐血者，属肺经，麻黄汤。咳而遗尿者，属大肠，赤石脂汤。咳而腰背痛，甚则咳涎者，属肾经，麻黄附子细辛汤。咳而遗尿者，属膀胱，茯苓甘草汤。咳而腹满，不欲食，面肿，气虚者，属三焦，异功散。

曾氏曰：脾虚亦能作嗽，当投补剂，醒脾散、茯苓厚朴汤，令脾气实，然后间与清肺饮，疏解肺经风寒，及藿香饮助脾养胃，亦救子益母之法也。有一症，咳嗽至极时，顿呕吐，乳食与痰俱出尽，方少定，此名风痰壅盛，肝木克脾土，用白附饮治之。

薛己曰：咳嗽流涕，外邪伤肺也，参苏饮。咳嗽面赤，心火刑肺也，人参平肺散。嗽而吐青绿水，肝木乘脾也，异功散加柴胡。嗽而吐痰乳，脾肺气伤也，六君子加桔梗。嗽而吐脓痰，热壅于肺而成肺痈也，桔梗汤。凡风邪外伤，法当表散而实腠理，其用下药，非邪传于内，及胃有实热者，不宜轻用。面色白，脉短涩者，肺之本症也，易治。面色赤，脉洪数者，火刑金也，难治。

# 百日内嗽

曾氏曰：百日内婴儿，咳嗽痰壅，睡中不宁，亦因产后感风而得，不可过用表散，宜惺惺散、贝母汤。

王肯堂曰：此名乳嗽，实难调理，亦恶症也。当审虚实，实者散之，虚者补之。其症气粗痰盛，口疮眼热，发散后可微利之，比金丸等主之，散其实也。其症呕吐惊悸，困倦自汗者，宜补肺散、益黄散、天麻散补其虚也。大抵治惊嗽，琥珀散、天麻丸乃要药也。用天麻、蝉退、僵蚕、人参、川芎、甘草、硼砂、胆星、天竺黄、白附子、雄黄、金箔末之，蜜丸芡子大，金箔为衣，薄荷汤下，此治百日内嗽不止，远胜诸药。

# 哮喘原由症治

张兼善曰：哮喘遇冬则发者，有二症：一由内外兼寒，须用东垣参苏温肺汤。一由寒包热，用越婢汤加半夏。

虞抟曰：喘促喉中如水鸡声者，曰哮；气促而连续不能以息者，谓之喘。

李梴曰：哮以声响言，喘以气息言。

鳌按：哮症，古人专主痰，后人谓寒包热，治须表散。窃思之，大都幼稚多吃咸酸，渗透气脘，一遇风寒，便室塞道路，气息喘促，故多发于冬初，必须淡饮食，行气化痰为主。禁凉剂，恐风邪难解也；禁热剂，恐痰火易升也。苏子、枳壳、青皮、桑皮、桔梗、半夏、前胡、杏仁、山栀皆治哮必用之药。李士材谓，先于八九月未寒时，用大承气下其热，至冬寒无热可包，此法颇好，曾试之，亦效。而又有食哮，宜清金丹。有水哮，宜水哮方。有风痰哮，宜千缗导痰汤。有年久哮，宜皂角丸，或青皮散。

钱乙曰：喘症有由肺盛，复有风冷者，胸满短气，气急喘嗽，上气，当先散肺，后发散风冷。散肺泻白散，风冷大青膏。有由肺脏怯弱者，其唇白色，当补肺，阿胶散。若闷乱气粗，喘促哽气者，难治，肺虚损故也。脾肺病久，则虚而唇白，脾者肺之母也，母子皆虚，不能相营，故曰怯。肺主唇，唇白而泽者吉，白如枯骨者死。

阎孝忠曰：小儿喘病，甚于咳嗽，然有虚实冷热之分。实热者，清肺饮加五和汤加姜、葱及泻肺汤。经云：喘息皆因气有余，盖肺主气也。虚冷者，补肺散、坎离汤。此肺虚感风，气不升降，致有是症，及用定喘饮常验，不拘冷热皆可服。痰涎失音，二圣散。

楼全善曰：喘急之症，有因暴惊触心者，有因寒邪壅盛者，有因风邪外客者，有因多食咸酸痰滞者，有因膏粱积热熏灼清道者。然喘与气急有轻重之别，喘则欲言不能，隘于胸臆，气急，但息短，心神迷闷耳。治法：因惊者，化痰定喘丸；寒伤肺气者，小青龙汤；风邪伤肺者，三拗汤加减；咸酸伤肺者，食生豆腐；热伤肺者，清肺饮；喉声如锯者，半夏丸。前症多因脾肺气虚，腠理不密，外邪所乘，真气虚而邪气实者为多，若已发则散邪为主，未发则补脾为主。设概攻其邪，则损真气，迳补其肺，则益其邪。

# 马 脾 风

初虞世曰：马脾风者，暴喘而兼胀满也，大小便硬，宜急下之，用牛黄夺命散，后用白虎汤平之。马脾风，若患在百日内者，不治。

吴绶曰：有马脾风者，因寒邪入肺，寒郁为热，痰喘上气，肺胀䏶齘，若不速治，立见危亡。宜用辰砂二钱半，甘遂一钱半，轻粉五分，共为末，每取一字，以温浆水少许，上滴香油一点，挑药在油花上，待沉下却去浆水，灌之，即名马脾风散，此方甚妙也。

# 啼 哭

泪为肝液，哭乃肺声，风袭肝脏，内外风并，惟风煽热，乘于心经，火热逞风，刑灼肺金，金木相击，悲哭声惊，或日或夜，阴阳互争。亦因母怒，乳哺热生，热移肝脏，肝火莫平，乃多惊哭，其用弗宁。亦因母欲，孕时过淫，淫火炎炽，致令毒停，即生之后，有触哭应。亦因母冷，孕时寒凝，邪气入胞，儿与之迎，生后邪郁，儿腹膨脝，正气相搏，躯张啼倾。亦因父气，肾弱亏精，儿禀之产，肾阴不荣，虚火炎上，忽作啼鸣。丹溪论此，必致归冥。然则啼哭，病因匪轻，或寒或热，或吓或撄，或胸腹痛，或触神灵，务观其势，各究其情，勿云常事，任彼涕淋。

## 啼哭原由症治

巢元方曰：小儿有筑央躯啼者，在胎时其母伤于风冷，邪气入胞，伤于脏腑，故儿生之后，邪犹在儿腹内，邪动与正气搏则腹痛，故儿躯张蹙气而啼也，钩藤膏。

钱乙曰：小儿惊啼者，谓睡梦中忽然啼而惊觉，邪热乘心也，安神丸。寒夜啼者，脾脏寒冷，当夜阴盛之时相感，故痛而啼也，钱氏当归丸。热夜啼者，腹热痛，夜啼面赤，唇焦便赤，用人参汤下三黄丸

张涣曰：婴儿在胎之时，其母将养一切不如法，及取凉饮冷食过度，冷气入儿肠胃，使胎气不强，致生下羸弱多病，俯仰多啼，名曰躯啼，宜养脏汤。

王履曰：小儿夜啼有四症，一曰寒，二曰热，三曰口疮重舌，四曰客忤。寒则腹痛而啼，面青白，口有冷气，手足腹俱冷，曲腰而啼，宜六神散、益黄散。热则心躁而啼，面赤，小便赤，口中热，腹暖，或有汗，仰身而啼，或上半夜仰身有汗而啼。面赤身热者，必痰热也，到晓方息，宜导赤散加黄芩。口疮重舌，则吮乳不得，口到乳上即啼，身额皆微热，急取灯照之，依口疮重舌为治。客忤者，或见非常之物与未识之人，或经神庙佛寺，与鬼神气相忤而啼，有日惊啼，夜必黄昏前后尤甚者，钱氏安神丸。

庞安常曰：小儿夜啼，作心经有热有虚治之，灯心散、黄连饮、蝉花散。月内夜啼惊搐者，乃胎中受惊所致，镇惊散；有痰者，抱龙丸。

李梴曰：初生月内多啼者，凡胎热、胎毒、胎惊皆从此而散，且无奇疾。

鳌按：李氏此说，甚是。故凡儿啼，只宜轻手扶抱，任其自哭自止，切不可勉强按住，或令吮乳止之。若无他病，亦不必服药。以上诸家方治，亦为有他病者备用，非谓夜啼必服药也。

# 汗

汗为心液，心阳固留。在内为血，发外汗流。伤于客感，溅溅汗浮。发汗而汗，邪随汗休。必以汗愈，去病之由。汗而为病，病从汗搜。自汗盗汗，二者是求。阴虚阳凑，发热汗稠。阳虚阴乘，发厥汗濂。心肾俱弱，自汗堪尤。腠疏肤嫩，邪热内仇。热搏心主，液不内兜。睡中汗出，其醒则否。或伤冷热，阴阳相勾。津液走泄，肌体遍周。此皆盗汗，惟虚是谋。饮食肌饱，胃汗外投。惊而夺精，心汗浏浏。持重远行，肾汗悠悠。疾走恐惧，肝胆汗游。力作劳苦，脾汗飕飕。经言脏腑，各不相侔。总之汗病，日久体柔。骨蒸疳瘵，惊痫筋抽。黄瘦疲弱，汗冷如揉。凡诸变症，悉皆可愁。他如阳脱，其汗在头。心空之汗，当心逗遛。命绝之汗，如珠如油。各从病决，医法方优。

## 自汗症治

钱乙曰：六阳虚汗，上至顶，不过胸也，不须治之。

曾氏曰：小儿脾虚，自汗多出额上，沾粘人手，速救胃气，沉香饮。脾虚，泻，自汗，遍身冷而出有时，遇泻则无，泻过即有此候，大虚，急当补脾，益黄散、参苓白术散。肺虚自汗，右脸色多㿠白，肺脉按之无力，盖久因咳嗽，连声不已，痰滞不活，乃肺经虚气上壅，致令汗出，宜补肺散及以藿香饮调脾，此又益母救子之义也。慢惊自汗，遍体俱有，其冷如冰，此症已危，金液丹、固真汤。实症自汗，外因感冒风邪发热，无问昏醒，浸淫汗出，当急救表解肌，百解散。胃怯汗，上至顶，下至脐，此胃虚，当补胃，益黄散。

## 盗汗症治

钱乙曰：小儿睡而自汗出者，肌肉虚也，止汗散。遍身汗出者，香瓜丸。

薛己曰：自汗属阳虚，盗汗属阴虚，盖阳为卫气，阴为营血，血之所主，心也，所藏，肝也。热搏于心，故液不能内敛，而外泄于皮肤。人卧则静而为阴，觉则动而为阳，故曰自汗属阳，盗汗属阴也。多因心肾不交，水火不能既济，肾虚则闭藏之令失守，故有是症。因血虚内热，当归六黄汤。心经有热，导赤散。肝经虚热，六味丸。血脱盗汗，当归补血汤。肝胆风热，柴胡清肝汤。

# 耳目鼻口舌齿咽喉

人身九窍，取象于泰。眼耳与鼻，各两窍对。阴数为偶，三偶坤外。口及二便，各一窍系。阳数为奇，三奇乾内。外坤内乾，是为泰卦。天地生人，精微广大，然皆中正，非为诞怪。按卦核形，病从兹逮。耳窍属肾，其病聋聩，或火或虚，肝邪同害。目为肝窍，病最难制，多半属火，兼由风戾，亦或内虚，间因寒滞，肿痛为轻，甚则障翳，泪出羞明，隐涩多蔽。鼻之发窍，专主于肺，肺金受邪，鼻塞而闷，清涕常流，时或发嚏，鼻衄鼻疮，肺热莫泄，鼻渊鼻瘜，病兼脑治。唇口属脾，热甚则碎。口疮口麋，相连为害。齿本骨余，病来则龀，疳溃烂龈，肾脾肝愈。舌乃心苗，掉弄舌障。湿食胎生，火热黑缀。重舌木舌，皆属危殆。至若咽喉，呼吸气会。喉癣喉痹，喉鹅喉闭，种种恶症，最宜审谛，伤人性命，瞬息之际，泻火逐痰，乃其要剂。或渴或燥，肿痛相继，尤为轻候，清之便解。诸症在上，汇

为一派。凡有病者，急治无怠，分经析症，勿俾败坏。若前后
阴，下部是隶，别为疏论，聿分疆界。

## 耳病原由症治

巢元方曰：耳者，宗脉之所聚，肾气之所通。小儿肾脏盛而
有热者，热气上冲于耳，津液壅结，即生脓汁。亦有因淋浴水入
耳内，水湿停积，搏于血气，蕴结成热，亦令脓汁出，皆谓之聤
耳。日久不瘥，即亦成聋也，红蓝花散。

刘完素曰：耳者，心肾之窍，肝胆之经也。心肾主内症，若
其人精血不足也。肝胆主外症，若其人风热有余也。或聋聩，细
辛膏，或虚鸣，通鸣散，禀赋虚也，总治六味地黄丸。或胀痛，
菖附散，或脓痒者，菖乌散，邪气客也，总治柴胡清肝汤。若因
肾肝疳热，六味丸、芦荟丸并用。若因热积内热，四味肥儿丸。
若因脾经郁热，加味归脾汤。若因肝经怒火，加味逍遥散。若因
乳食膏粱积热，加味清胃散。其药皆令乳母小儿同服，不可专于
治外，不惟闭塞耳窍，且恐变生他症，延留日久，遂成终身聋
聩。盖外治方，只可治腑症之轻者，若系肝经风热血燥元虚等
症，必依前方论，内服各宜之药，或外治以收脓湿亦可。

## 目病原由症治

薛己曰：目者，白睛属肺，黑睛属肝，瞳仁属肾，上下胞属
脾，两眦属心，内眦又属膀胱。五脏五色，各有所司。心主赤，
赤甚，心实热也，导赤散；赤微，心虚热也，生犀散。肝主青，
青甚，肝热也，泻青丸；淡青，肝虚也，地黄丸。脾主黄，黄
甚，脾热也，泻黄散；淡黄，脾虚也，异功散。目无精光及白睛
多，黑睛少者，肝肾俱不足也，地黄丸加鹿茸。昼明夜暗者，阳

气衰弱也，冲和养胃汤。凡赤脉翳膜从上而下者，属足太阳，东垣选奇汤。从下而上者，属足阳明，局方流气饮。盖翳膜者，风热内蕴也，邪气未定，谓之热翳；邪气已定，谓之冰翳；而沉于内，邪气即升，谓之陷翳，宜用升发，佐以退翳药。上眼皮下出黑白翳者，属太阳寒水；从外至内者，属少阳风热；从下至上，绿色者，属足阳明及肺肾合病也。眼疳者，因肝火湿热上冲，脾气有亏，不能上升清气，故生白翳。睫闭不开，眵泪如糊，久而脓流，遂致损目，宜益气聪明汤、茯苓泻湿汤及四味肥儿丸。目闭不开者，因乳食失节，或过服寒凉，使阳气下陷，不能升举也，柴胡复生汤。若胃气亏损，眼睛少力而不能开，补中益气汤。暴赤肿痛，肝火炽盛也，龙胆泻肝汤。多泪羞明，必肝积热也，生犀散。风沿烂眼者，肠有积热也，清胃散。时时作痒者，脓溃生虫也，用点药紫苏膏。眼睫连扎者，肝经风热也，柴胡清肝汤。若生下目黄壮热，二便秘，不乳，面赤眼闭，在胎时，感母热毒也，儿服泻黄散，母服地黄丸。若肢体面目爪甲皆黄，小便如屋尘色者，难治。又有痘疹后余毒未尽，上侵于目者，肾肝虚也，滋阴肾气丸。前症皆当审治于母，兼调其儿。其外障，宜保命羚羊角散、龙胆饮子；其内障，宜泻肝黄连汤、局方菊睛丸。雀盲，宜复明散。通睛，宜汤氏牛黄丸。眼白多，宜山茱萸丸。

## 鼻病原由症治

《圣惠方》曰：肺气通于鼻。若肺为风冷所伤，冷随气乘于鼻，故流清涕，宜《圣惠》菊花散。盖津液涕唾，得热则干燥，得冷则流溢也。

张兼善曰：小儿肺脏壅滞，有积热上攻于脑，则全脑热，犀角升麻散。肺脏有热，津液干燥，亦令无涕，木通散。其鼻中息肉，宜千金方。

张涣曰：肺气通于鼻，气为阳，若气受风寒，停滞鼻间，则成鼻塞。气寒，津液不收，则多涕。若冷气久不散，脓涕结聚，使鼻不闻香臭，则成齆鼻，清肺膏。若挟热，则鼻干，皆能妨害乳食。

薛己曰：风邪客肺，鼻塞不利，宜消风散、辛夷膏。因惊，仆气散。血无所羁而鼻衄，异功散、杨氏地黄散加柴、栀。鼻色赤，脾胃实热也，泻黄散。微赤，脾经虚热也，异功散加升柴。

# 口病原由症治

史演山曰：小儿口内白烂于舌上，口外糜溃于唇弦，疮少而大，不甚痛，常流清水，此脾胃虚热上蒸，内已先发而后形于外也，百解散以疏表，当归散以和胃气、理虚热，次投牛蒡汤或天竺黄散、地黄膏，外涂黄金散。有无故口鼻糜溃而不成疮，或服凉剂，或涂末药而不效者，此名元焦，故《脉诀》云：阴数脾热并口臭，是脾有虚热，上攻于口也，回阳散。儿大者，黑锡丹、参苓白术散、调元散，外以黄金散干掺溃处。先用蒸蜜水调点舌上，令自咽下，忌毒物。若疮生口角，是脾有积热，再有外风吹着，便觉折裂，微有清血，名燕窝疮，治法同前。总之，口疮一症，形与名不同，故治法亦异。有发于未病前，有发于已病后，有不病而自发。大抵此疾，不拘肥瘦，血气盛，又将养过温，或心脾有热，或客热在胃，熏逼上焦而成，此为实症，宜宣热拔毒，使无炎炽，则自愈也。

小儿偏风口噤，总由肝胆二经之症居多。盖噤者，筋急也，由风木太甚，乘脾以胜水逆，故筋燥而收敛劲切，或左或右，其因一也。若胃气虚，风邪所乘，其筋脉偏急者，属外因。若肝经风热乘脾，筋脉偏急者，属内因。若脾肺虚，外邪乘于腠理，或服金石药，耗损肝血，或吐泻液亡，不能养肝，致口眼歪斜，或半身不遂，诸症皆属肝血不足，肝火生风，宜滋肾水，六味丸。养肝血，六味丸。壮脾土，异功散加柴胡、钩藤。

## 舌病原由症治

初虞世曰：脾家微热，冷舌，络微紧，时时舒舌，微露即收，名弄舌，宜泻黄散。其欲饮水，脾胃液少也，勿用冷药，反下舌肿硬，渐粗大满口，名木舌，由风热盛也，不急治，即塞杀人，宜当归散、泻黄散、玉露饮，以消黄散擦舌上。有小舌附舌下近舌根处，名重舌，用苦竹沥浸黄柏末点舌上，不效，真蒲黄傅之，不过三次愈，内服当归连翘汤，外点绿袍散亦可。盖舌者心之苗，心热则生疮破裂，肝壅则血出如涌，脾闭则白苔如雪，总宜凉散上焦及心肝脾三经邪热，疏风化痰为主。

## 齿病原由症治

王汉东曰：肾主骨，齿者，骨之余也。小儿初生，肾气不足，则齿生迟缓。若肾经有热，上蒸于齿，亦能令齿肿，以肾为胃关，故肾热移于胃也。其由脾胃实火，作渴，口舌生疮，齿龈溃烂，焮痛连头面，或恶寒发热，宜清胃散。若因脾胃气虚，寒凉克伐，或虚热上行，口舌生疮，弄舌发热，或呕吐困倦，大便不实，流涎龈烂者，五味异功散。

## 咽喉病原由症治

谭殊圣曰：咽喉者，一身之总要，与胃气相接，呼吸之所从出也。凡小儿热毒蕴积于胸膈之间，壅滞不散，发为咽喉之病，如单蛾、双蛾、重舌、木舌、痄腮、悬痈，皆其属也（宜参《杂病源流》中"咽喉症法"治之）。大法，先洗去口中舌上白苔，其次扫去风痰，然后依所见症治之。

薛己曰：小儿喉痹，因膏粱积热，或禀赋有热，或乳母七情之火，饮食之毒，当分其邪蓄表里，与症之轻重，经之所主而治之。若左腮色青赤，肝胆风热也，柴胡栀子散；右腮色赤，肺经热也，泻白散；额间色赤，心小肠热也，导赤散；兼青色，风热相搏也，加味逍遥散；鼻间色黄，脾胃热也，泻黄散；兼青，木乘土位也，加味逍遥散；兼赤，心传土位也，柴胡栀子散；颏间色赤，肾热也，地黄丸。凡此积热内蕴，二便不通，疏利之。风邪外客而发寒热，发散之。乳食膏粱积热，清胃散。阴虚，地黄丸。大概当用轻和之剂，以治其本，切不可用峻利之药，以伤真气。其或感风热，但肿痛咳嗽者，为轻症，宜甘桔汤、牛蒡汤、化毒汤、牛蒡子汤、拔萃桔梗汤。若至气塞不通，则非吹喉散、立效散不可。

# 大小二便

盖闻二便，均司于肾，元阳上蒸，肺脾符吻，脾腐水谷，大肠导引，大便通调，登圊勿窘。肺主化源，膀胱气酝，小便通调，无须坚忍，二便自利，惟肾无损。若夫闭涩，各有其本，伤暑伤寒，风热相等，惊痫客忤，疳积可悯，类皆烦热，燥渴引饮，二便秘结，乃其兼症。原其所由，哺乳失准，酸咸凝滞，甘甜食并，肠胃风壅，心胸癖梗，水谷不行，气脉如捆，三焦热焚，脏腑毒蕴。治之之法，疏导为稳。至于癃淋，阴茎诸疾，肠头痒痛，痈毒高坟，尿血肠红，一切宜审，二便病除，阴阳分畛。

# 大便不通原由症治

王肯堂曰：《百问》云，小儿大便秘，乃是肺家有热在里，流入大肠，以致秘结不通，乃实热也，当以四顺清凉饮加柴胡。热甚者，加山栀、黄芩流利之。其表里俱热者，面黄颊赤，唇燥口干，小便赤涩，大便焦黄，无汗者，先解表，宜柴胡散汗之。解后大便秘，或肚疼者，以清凉饮、大柴胡汤、承气汤皆可下之。积热者，神芎丸尤妙。

## 小便不通有阴闭、阳闭、癃闭

曾氏曰：小便不通，有阴阳二症。阴闭者，为冷湿乘虚入里，因而不通，以白芍药汤加南木香，及用炒盐熨脐四周；阳闭者，因暴热所逼，涩而不通。又有癃闭，乃内脏气虚，受热壅滞，宣化不行，非涩非痛，但闭不通，腹胀紧满，宜木通散、玉露饮。

薛己曰：东垣云：小便不利，有在气在血之分。在气分者，病居上焦，必渴。肺中有伏热，水不能生，绝小便之源也，法当淡渗，能泄肺中之热，而滋水之化源。在血分者，病居下焦而不渴，热蓄膀胱，是热涩其流，而尿不泄也，须用气味厚，阴中之阴药治之。

## 诸淋皆由肾虚

巢元方曰：诸淋症，皆肾虚所致，肾与膀胱为表里，至水下入小肠，通于胞，行于阴，而为溲。肾气通于阴，下流之道也。淋有五，曰膏淋，小便有肥脂似膏，浮在上，此肾虚不能制其肥

液而下行也。曰冷淋，先战栗而后小便，此亦肾虚而下焦受冷，
冷气入胞，与正气交争，故小便涩而战栗。曰热淋，下焦有热，
热气传于肾，流入于胞，其尿黄多而涩。间有鲜血，曰血淋，热
之极也。心主血，外行经络，内行脏腑，热盛则失其常道，心与
小肠表里，故下流入胞，为血淋。曰石淋，肾主水，水结则化为
石，肾为热所乘，遇小便则茎中痛，不得流利，痛引小腹，则沙
石从小便出，甚至寒痛，令人昏闷，遍身有汗而后醒也。并以局
方五淋散，下龙脑鸡苏丸，自愈。

## 遗尿有寒热异因

刘完素曰：遗尿不禁者，为冷。肾主水，膀胱为津液之府，
肾与膀胱俱虚，而冷气乘之，故不能拘制其水。出而不禁，谓之
遗尿；睡中自出者，名尿床。此皆肾与膀胱俱虚，而挟冷所致
也，以鸡鸣散主之。亦有热客于肾部，干于足厥阴之经，廷孔郁
结极甚，而气血不能宣通，则痿痹而神无所用，故液渗入膀胱，
而旋尿遗失，不能收禁也。

## 尿　　白

薛己曰：小便如泔，或良久变白，亦有脾虚食积，湿热下注
者，先用茯苓散五七服，次用四味肥儿丸。

王肯堂曰：小便初出微赤，良久白浊者，乃热疳之邪也；初
出黄白，久白浊者，乃冷疳之候也。冷者，益黄散；热者，牛黄
丸；冷热兼者，芦荟丸；纯下白浊者，厚朴丸。

# 阴肿癞疝

巢元方曰：诸筋会于阴器，邪客于厥阴、少阴之经，与冷气相搏，则阴囊肿痛而引缩，经中虽分四症，曰肠癞、气癞、水癞、卵癞，然小儿患此，若治之不早，则成痼疾。如腰曲腹痛，冷汗自出，而阴囊二子吊缩入腹，痛止方出，名曰内吊，用匀气散及金铃散。

曾氏曰：有阴茎全缩不见，有阴囊光肿不痛，此因肝肾气虚也，宜金铃散、匀气散。盖筋遇寒则引缩，遇热则弛张，故《三因》用法，以宽小肠气疏风为治。然小儿此症，多因坐阴冷之处及感风湿而得，用当归散加槟榔、苍术，水姜煎服。有外肾无故而肤囊肿大，不燥不痛，光亮如吹，此气虚所致，宜《三因》加韭子丸、匀气散。一症外肾肤囊赤肿通明，及女儿阴户肿胀，乃心热之所传，皆以木通散、导赤散为治。闻有啼叫，怒气闭系于下，结聚不散，加以水窦不行，以致阴肿核肿者，宜桃仁丸。小儿狐疝，气偏有大小，时时上下者，此名偏坠，以蜘蛛十四个炒焦，桂枝五钱，共为末，每服八分，日再，酒调下，蜜丸亦可，外敷黑散。

# 尿　血

钱乙曰：尿血者，盖心主血，与小肠相合，血之流行，周遍经络，循环脏腑。若热聚膀胱，血渗入脬，故小便血出也。

薛己曰：热入大肠，则大便下血。热入小肠，则小便出血。小儿多因胎中变热，或乳母六淫七情，厚味积热，或儿自食甘肥积热，或六淫外侵而成。小便出血者，实热，清心莲子饮；虚热，六味地黄丸。

# 脱肛　肛痒

肺为华盖，表里大肠。大肠有户，肛门是张。肛即肠头，本属内脏，其气通流，往来输将。肺如实热，肠结非常。肺如虚寒，肠出而长。虚寒实热，此其大纲。致脱之故，还宜细详。风木克土，脾胃是伤。暑湿风热，俱聚其方。清浊即混，洞泻莫当。久则肠虚，传送力尫。风冷所袭，肛脱为殃。他如久痢，努力是妨。禀赋怯弱，神气洸洸。皆能致脱，病非孔藏。又有肛痒，甘肥过尝，致生湿热，壅滞非良，湿热成毒，虫生蚀肛，其肛作痒，肠吊心忙，便血发热，神志凄惶，肌体骨立，遍身生疮，清胃涤热，扶脾是襄，内外兼治，乃其要方，蚀肛透内，此子必殇。

## 肛病原由症治

巢元方曰：肺与大肠为表里，肛者，大肠之门。肺实热，则闭结不通。肺虚寒，则肠头出露。有因痢久里急后重，努力肛开，为外风所吹，或伏暑作泻，肠滑不禁，或禀气怯弱，易于感冷，亦令大肠虚脱。凡小儿所患泻痢，皆因暑湿风热，乘脾胃虚而得，治法宜补脾温胃，使金得受母之益而气实，宜藿香饮，次则内投固肠之剂，健脾饮、养脏汤，外以伏龙肝散敷之，令其自收。

陈藏器曰：小儿肛痒，或嗜甘肥，大肠湿热壅滞，或湿毒生虫而蚀肛门。若因湿热壅滞，宜四味肥儿丸。大便秘者，清凉饮。虫蚀肛门，先用化虫丸，后用四味肥儿丸，外以雄黄散内肛门。若因病不食，虫无所养，而食脏食肛者，其齿龈无色，舌上尽白，四肢倦怠，其上唇内有疮，吐血如粟，心中懊憹，此虫在上食脏。若下唇有疮，此虫在下食肛。若食肛透内者不治。

# 丹 毒

丹毒多般，病原则一，总由心火，风毒搏击。主血者心，血为火逼，阴滞于阳，血热郁逆，内而熏蒸，先蕴胸膈，外达皮肤，热而色赤，赤若丹涂，热若火炙。凡热有毒，毒则痛极，渐至坏烂，水流肌裂，入肾入腹，斯至于厄。亦有在胎，胎毒久积，迨至生后，感热发泄。亦有乳母，七情内迫，酒醴燔炮，恣情而食，毒从乳流，与儿相贼。亦有食多，脾弱难克，热蕴于中，肌表红色。亦有孕时，母受惊吓，惊邪伤胎，递相传袭，形发于外，向夜啼泣，眼胞微肿，面带青黑。种种诸丹，不能尽悉，治法大要，清火涤热，顷刻丹消，肌肤一抹。

## 胎毒发丹

史演山曰：胎毒发丹者，因胎毒内伏，或频浴热汤，或着烘衣，或乳母饮食，七情内热，助邪为患，发于头面四肢，延及胸腹，色赤，游走不定。古人云：从四肢起入腹囊者，皆不治，当急令人随患处遍吮，毒血各聚一处，砭出之，急服活命饮。惟百日内忌砭，以其肌肉难任也。若发散太过，表虚热而赤不退者，用补中益气汤，加防风、白芷。寒凉过剂，胃气受伤，而热赤不退者，异功散加升、柴。或兼发搐等症，用四君加升、归、钩藤。若复用攻毒，必致不起。头额间患者，当砭之。

## 一切丹原由症治

巢元方曰：火丹候，往来如伤寒，赤着身而日渐大者是也。

又云：丹火候状，发赤，如火烧，须臾瘭浆起是也。

《圣惠方》曰：凡小儿一切丹，皆由风毒在于腠理，热毒搏于血，蒸发于外，其皮上热而赤，如丹涂状，故谓之丹。若又不歇，则肌肉坏烂。若毒气入腹，则杀人。今以一方同疗之，故号一切丹也，用升麻散。赤丹者，由风毒之重，故使赤也。初发肿起，大如连钱，小者如麻豆，肉上生粟如鸡冠，故亦谓之茱萸丹也，宜升麻膏。又云：有天火丹者，肉中有如丹赤色者，大者如手，剧者遍身赤痒，故名天火丹也。又云：天火丹，从背起赤点，用桑白皮末，羊脂调涂。《千金》治天火丹病，初从髀间起，小儿未满百日，犯行路灶君，若热流阴头，赤肿血出，方用伏龙肝末鸡子清调涂。又有鬼火丹者，发两臂，赤起如李子，戎盐散。有野火丹者，丹发赤斑，斑如梅子，满背腹。《千金》遍身皆赤者，名野火丹，雄黄、戎盐各五钱为末，鸡子白调，频涂，以瘥为度。有家火丹者，初发着两颊两膀上、两腋下，古方治家火丹攻喉入腹，用硝石、凝水石，铜器内熬干，研服方寸匕。有殃火丹者，初发两胁及腋下腿上，用朴硝研末，每服五分，竹沥调下，更量儿大小加减。有神火丹者，丹发两膀，不过一日便赤黑，醋调栀子仁末涂。有萤火丹者，丹发如灼，在胁下，正赤，初从额起，或从耳起，而多痛，赤小豆一合，硝石五钱，寒水石一分，为末，冷水调五分，日三服，量儿大小加减，冷水调涂亦可。有朱田火丹者，先发于背，遍身一日一夜而成疮，蓝靛涂之，或未成疮，鸡子清调赤小豆末敷。已成疮，赤小豆末掺之。有天灶火丹者，发两膀里，尻间正赤，流至阴头，赤肿血出者是也，用赤小豆、伏龙肝等分为末，鸡子白调涂，车前子末水调涂亦可。有废灶火丹者，从足跗起，正赤者是也，赤小豆一两，牛角二两，烧灰共末，鸡子白调涂。有尿灶火丹者，丹发膝上，从两股起及脐间，走入阴头者是也。李树根半斤烧灰，取田中流水调涂。有赤流者，小儿身上，或一片片赤色如胭脂，及渐引，此名丹毒，俗谓之流火。若因热而得者赤色，因风而得者白色，皆肿而壮热也，先砭其恶血，内服升麻汤。毒未入腹者，可疗也。有蛇缠丹者，此丹匝腰则死，捣莴苣烂涂，或研莴苣子涂之。有蜘蛛丹者，满身病，用白矾、皂角烧灰、猪槽下泥和涂之。有赤白游肿者，小儿肌肉虚，为风毒热气所乘，热毒搏于血气，则皮肤赤而肿起，其风随气行游不定故名也。又云：游肿之状，为青黄赤白，无复定色，游走于皮肤之间，肉上微光是也，犀角散。凡丹入腹，生麻油涂之，服婴孺方。丹痛，捣竹茹汁及一升，作一服，只一二服效。丹痒，捣韭菜汁，入些盐与香油，以手摩热，于丹上揩之，立愈。

曾氏曰：赤火丹瘤，皆心火内热而发，赤如丹砂。心主血而火性热，血热相搏，阴滞于阳，即发丹毒。心虚寒则痒，心实热则痛。自腹生出四肢者易治，自四肢生入腹者难疗。先用百解散表之，次以当归散加连翘、荆芥水煎，与宣热拔毒，其次赤葛散，或初用化丹汤亦好。有身上发时，亦如前症，不甚燥痒，但见出浮遍体，神昏不悦，名阴湿毒症。婴孩生后，百日之内，半岁以上，忽两眼胞红晕微起，面青黯色，向夜烦啼，或脸如胭脂，此伏热在内。亦有脸不红者，始因居胎之时，母受重惊，惊邪伤胎，递相传袭，形发于外。初发时，散生满面，状如水痘，脚微红而不壮，出没休息无定，次到颈项，亦如朱砂，名曰惊丹，用四圣散先洗其目，次百解散加五和汤同煎，与解惊热丹毒，当归散、牛蒡汤亦可。如惊丹发至胸乳间，微有痰喘作搐，急宜宣热拔毒，免至内流，为害不浅，五和汤加升麻、生地、灯心、生姜，则自消除。仍用前数药调治，不生他症。

吴绶曰：小儿丹毒，乃热毒之气极，与血相搏而风乘之，故赤肿及游走遍身者，又名赤游风，入腹入肾，则杀人也。大抵丹毒，虽有多种，病原则一，有赤丹毒遍身痒者，或女子十五六而脉未通者，多发丹疹，皆由血有风毒乘之，宜防己散。

# 五 色 丹

《圣惠方》曰：夫小儿五色丹者，由丹发而改变无常，或青黄赤黑白，皆风毒之热，有盛有衰，或冷或热，故发为五色丹也，宜用小柴胡汤，如法煎服，以渣敷丹上良。

## 辨小儿欲发丹毒候

王肯堂曰：初生儿蓄伏胎热，欲发丹者，必先见于外。如在褓褓中，无故眼生厚眵，此丹毒欲发也。更微喘急，毒气已甚，上乘于肺也。才觉有此，急以水调龙脑饮子，或蓝根、犀角等，潜消其毒。如浑身已有赤处，即更以芸苔等外挫其锋，消息而次第治之。

凡儿病诸丹肿，其势虽盛，切不可遽用大黄、芒硝辈大下之，恐毒乘虚入里也，但用性平解毒托里药。小儿丹发，若预度其势，必展引至咽颈腹心阴尻诸虚处，可先涂药以护之，仍砭其引头所向，微出恶血以泄其毒。丹毒，宜食海蜇、鲫鱼，然不可过。

# 卷　五

## 诸病应用方

**导赤散**

生地　木通　甘草等分

加竹叶。一方不用甘草，用黄芩。

此方泻内小肠火。

**钱氏生犀散**

犀角二钱　地骨皮　赤芍　柴胡根　葛根各一两　炙甘草五钱

每末一钱，煎服。

此方治心经虚热。

**四圣散**

灯心　黄连　秦皮　木贼　枣子各半两

每咬咀二钱，煎服。

治婴孩胎受热毒，或生下两目不开。

**地黄膏**

郁金　皂荚水煮，干，切，焙　豆粉各五钱　炙草一分　马牙硝一钱　生地汁、蜜兑[1]煎成膏，和丸，水含化，婴儿磨浓汁，以鹅翎扫入口内。

**张涣保命散**

白矾　朱砂各二钱半　马牙硝五钱

研极细，每服一字，水调涂舌上，先拭净儿舌。

---

[1] 兑　原作"对"，据文义改。

治婴儿胎毒，致生鹅口。

**龙胆汤**

龙胆草　钩藤　柴胡　黄芩　桔梗　赤芍　茯苓　炙草各五钱　蜣螂二个，去翅、足，炙　大黄一分，纸里煨

为细末，食前调服，或加防风、麦冬，以去心热亦可。

治胎惊，月内气盛发热，脐风撮口壮热。

**辰砂膏**

辰砂三钱　硼砂　牙硝各钱半　元明粉二钱　全蝎　珍珠末各一钱　麝一字

为末，和枣肉，好绢包起，自然成膏，每一豆许。治诸惊，金银薄荷汤下。潮热，甘草汤下。月内婴儿，乳汁调涂奶上，令吮下。

**宣风散**

全蝎二十一个，去头尾，酒涂炙，麝香少许，另研，每细末半字，金银或麦冬汤调服。

治断脐后外伤风湿，唇青口撮，多啼不乳，口出白沫。

**黑白饮**

黑牵牛　白牵牛俱半生半炒　生大黄　陈皮去白　槟榔各五钱炙草三钱　元明粉二钱

每末五分至一钱，空心温蜜汤调服，此药新合最妙，久则效迟。

治脐风气实者，及急惊壮热发搐。

**钱氏柏墨散**

黄柏　釜下墨　乱发灰等分

每末少许敷之。

**钱氏泻心汤**

黄连一两

每末二分、五分至一钱，临卧温水调服。

此方泻丁心实邪，实则泻其子。

### 张涣金黄散

黄连二钱半　胡粉　煅龙骨各一钱

各另研，再合研，每少许，敷脐中，时时用。

治脐疮不瘥，风气传于经络，变为痫疾。

### 朴硝散

大黄　牡蛎各五钱　朴硝二钱

每末一钱或二钱，用田螺一枚，洗净浸一宿，水调涂。

治脐突，或痛或不痛，及感湿热，阴及囊肿。

### 木通散

木通　萹蓄各五钱　大黄　甘草梢　赤苓各三钱　瞿麦　滑石　山栀　黄芩　车前子各二钱半　加灯心三茎，或薄荷少许。

### 钱氏泻青丸

当归焙　龙胆焙　川芎　山栀　羌活　煨大黄　防风等分

蜜丸，竹叶汤下。

### 丹溪金乌散

蜈蚣半条，酒浸，炙　川乌尖三个　麝少许

每末半字，金银汤下。

治脐风。一名定命散，一名麝香散。

### 五通膏

生地　生姜　葱白　莱菔子　田螺肉

捣烂涂脐四围，一指厚，抱住泄屁而愈。

治脐风撮口。

### 六神散

茯苓　扁豆各二两　人参　白术　山药各一两　炙草七钱

每末一钱，姜枣煎。

治腹冷痛夜啼。

### 汤氏钩藤散

人参　犀角各五分　全蝎　天麻各二分　甘草一分　钩藤一钱，

一名钩藤饮。

**千金龙胆汤**

煨大黄二钱　龙胆草　赤苓　甘草　黄芩各钱半

**调气益黄散**

蜈蚣一条, 酒炙　蝎梢四个　僵蚕七个　瞿麦五分　每末一字,
吹鼻中取嚏, 啼哭可治, 仍用薄荷汤调一字服之。

治噤口, 撮口, 脐风。

**大青膏**

天麻末一分　生白附子钱半　蝎尾去毒, 生, 末　乌梢蛇肉酒浸,
焙, 研, 各五分　青黛一钱　朱砂末　天竺黄末各三分

蜜和成膏, 每半皂子许至一皂子许, 月中儿粳米大, 同牛黄
膏用薄荷汤化一处服之, 五岁上同甘露散服之。

**惺惺散**

茯苓　细辛　桔梗　花粉　人参　炙甘草　白术　川芎等分

每末一钱, 加姜一片、薄荷三叶同煎。汤氏方, 细辛减半,
余俱等分。

此方除热风, 及伤寒时气, 疮疹, 发热。

**独活汤**

独活　羌活各二钱　槟榔　天麻　麻黄去节　炙甘草各一钱

共为细末, 每半钱, 水煎, 于内加南星末, 蜜调可贴囟门。

治胎惊。发散风邪。

**夺命散**

铜青　朱砂各二钱　腻粉半钱　麝香少许　蝎尾十四个, 去针

每末五分, 薄荷汤调下。

此方治天吊, 脐风, 客忤卒死, 撮口, 鹅口, 木舌, 喉痹,
痄腮, 风壅吐涎, 后依症调理。

**钱氏凉惊丸**

龙胆草　防风　青黛各三钱　钩藤钩二钱　黄连五钱　牛黄

麝香　龙脑各一字　面糊丸，粟米大，每三五丸，金银汤下。

### 演山截风丹

全蝎去毒，炒　僵蚕炒　白附子炮　南星炮　天麻各二钱半　朱砂一钱　蜈蚣一条，酒炙　麝香一字　蜜丸，每三丸，金银薄荷汤化下。

### 利惊丸

轻粉　青黛各一钱　牵牛末，五钱　天竺黄二钱　蜜丸，小豆大，薄荷汤化下。

此方治急惊，痰热抽[1]搐。

### 全蝎散

全蝎二十四个，薄荷叶包，炙　僵蚕五钱炒，去丝、嘴，薄荷叶包，炙　南星一两

用姜一两，鲜薄荷二两，同捣作饼，晒干。如急惊，不用南星，加煨大黄一两。若慢惊，不用大黄，加制南星、炮白附子各三钱，防风、天麻、炙甘草、水飞朱砂、川芎各五钱，共为末。一岁儿服一字，二岁儿服半钱，薄荷汤下，量大小岁数加减。身热发搐，煎火府散调。慢惊吐泻发搐，生姜汤。急惊搐，煎火府散加大黄汤。

### 火府散

生地　木通各一两　黄芩　炙甘草各半两　每㕮咀二钱，不拘时，水煎温服。

治面赤咬牙，唇口干燥，小便赤涩，一切虚实邪热。

### 直指银白散

莲肉　扁豆　茯苓各一分　人参　白附子　天麻　全蝎　木香　藿香　炙草各半分　炒陈米三钱

每末一钱，加姜一薄片，冬瓜子七粒同煎。一方加白术

---

[1] 抽　原本作"潮"，据文义改。

一分。

助胃驱风。呕吐作慢惊候者通用。

**地黄丸**

生地八两　山萸　山药四两　丹皮　泽泻　茯苓各三两

蜜丸，本方加防风、羌活各二两，名加味地黄丸。

**安神丸**

麦冬　牙硝　茯苓　山药　寒水石各五钱　朱砂一两　甘草六钱　冰片一字

炼蜜丸如鸡头大，每半丸砂糖调。

以上二方，甘寒泻火之剂，血气虚而急惊者宜之。

治小儿惊悸，热渴心闷，脉实，面红颊赤口燥。

**曾氏百解散**

葛根二两半　升麻　赤芍各二两　黄芩一两　麻黄七钱半　薄桂二钱半　甘草一两半

每粗末二钱，加姜葱煎，不拘时温服。风热盛加薄荷。

此方主和解百病，虚慢阴症不宜。

**牛蒡汤**

炒牛蒡子三两　大黄两半　防风　薄荷各一两　荆芥四两　甘草一两一钱半

每咬咀二钱，不拘时煎服。

主伤风，发热烦躁，鼻塞气喘，痰嗽惊啼，及诸疮，赤紫丹毒，咽喉肿痛。

**半夏丸**

生半夏二两　赤苓　枳壳各一两　风化朴硝二钱半

姜汁糊丸。每三十丸，食后姜汤下，量儿大小加至五十丸。

治痰症神效。若惊搐后风涎潮作，服之神效。

**宽气饮**

枳壳　枳实各一两　人参　炙甘草各五钱

　　每末五分至一钱，汤调下。惊风作搐，姜汁调。热甚者，入宽热饮，薄荷蜜汤调下，或麦冬汤。

　　主通利关节，胸膈痞结，消痰逐水，进食，及治蓄气而成搐，传变急慢惊风，气逆，精神昏倦。

### 五和汤

　　当归　赤苓各半两　炙甘草　大黄　枳壳各七钱半

　　每粗末二钱煎，不拘时服。

　　此方主宣利脏腑积滞，调利营卫。

### 茯神汤

　　茯神一两　人参　当归各半两　炙草二钱

　　每㕮咀二钱煎。有热微烦躁加麦冬。

　　此方治心气不足，虚而惊悸，日常频哭，及生下羸瘦多惊。宜子母同服。

### 郑氏比金丸

　　轻粉　滑石各钱半　南星一钱二分　青黛五分

　　糊丸小豆大，一岁二丸，薄荷汤下。急惊头热，足冷面青，口噤痰瘴加一丸，桃皮汤下，名桃符丸。去青黛，加蝎梢五分，名小青丸。

　　治急惊，壮热喘粗痰嗽，二便不利。

### 曾氏五苓散

　　泽泻二两半　茯苓　猪苓　白术一两半　肉桂七钱半

　　每一钱，汤下。

　　解伤寒温湿暑毒霍乱，分阴阳，理烦渴。

### 镇心丸

　　甜硝　人参各一两　炙草　寒水石各一两半　山药　茯苓各二两　朱砂一两　冰片　麝香各一钱

　　蜜丸，鸡头大，每半丸温水下，至一二丸。

此方凉心经，治惊热痰盛及痫病。

**安神镇惊丸**

天竺黄　人参　茯神　南星各五钱　枣仁　麦冬　当归　生
地　赤芍各三钱　黄连　薄荷　木通　山栀　朱砂　西牛黄　煅
龙骨各二钱　青黛一钱

蜜丸，绿豆大，每三五丸，量儿大小加减，姜汤下。

惊退后，安心神，养气血，和平预防之剂也。

**瓜蒌汤**

瓜蒌二钱　白甘遂末一钱

慢惊，脉有力，湿痰聚于胸中，风火蕴结者服。

**青州白丸子**

半夏七两　南星三两　白附子二两　川乌五钱，去皮、脐

四味皆用生者研细，以生绢袋盛，井水摆出，未出者，更以
手揉，有渣再研，再摆令尽，磁盆内连水日晒夜露，晓去旧水，
另用井水搅，又晒露，如此法，春五日，夏三日，秋七日，冬十
日，去水晒干如玉片，研细，糯米粥丸，绿豆大，每三五丸，薄
荷汤下。瘫风，酒下，皆不拘时。

此方治小儿惊风，大人诸风。

**醒脾散**

白术　人参　甘草　全蝎　橘红　茯苓各五钱　半夏　木香
各一分　白附子四个，炮　炮南星二枚　莲肉一钱

每末一钱，加姜枣煎，渐服。若顿服，必吐。

此方昏困者宜之。

**人参羌活散**

人参　羌活　独活　柴胡　川芎　白茯苓　甘草各一两　前
胡　桔梗　天麻　地骨皮各五钱　枳壳一两二钱

每㕮咀一钱，加姜一片，薄荷三叶，枣半个煎。

治初作急惊，散风邪，除风热，疹痘未发亦可。

#### 郑氏驱风膏

辰砂 蝎尾 当归 山栀 川芎 龙胆草 羌活 防风 大
黄 甘草各一钱 麝香一字

炼砂糖丸芡子大，三岁三丸，薄荷竹叶蜜汤化下。

治肝风筋脉拘急，面红目青眼上，惊搐胎风。

#### 冲和饮

苍术一两 人参 前胡 桔梗五钱 枳壳 麻黄 陈皮各三钱
川芎 白芷 半夏 当归 薄桂 白芍药 赤苓各钱半 干姜
厚朴各二钱 炙草七钱半

每粗末二钱，加姜二葱一煎服。伤冷恶心呕吐，加炮姜；寒
疝加小茴香、吴萸。

此方治感冒风寒，头痛发热，肩背拘急，恶心呕吐，腹痛膨
胀，兼寒湿相搏，四肢拘急，冷气侵袭，腰足疼痛。

#### 七宝散

紫苏 香附各三两 甘草 陈皮 桔梗各二钱半 川芎 白芷
各一两

每粗末二钱，加姜二片煎，痰嗽加半夏。口腥气，少加盐。
此方品昧，不湿不燥，甚佳。

治风寒时气，头昏体热，咳嗽及脾胃肺不和，口腥，牙缝鲜
血，兼调理诸病。

#### 固真汤

人参 附子 茯苓 白术各二钱半 山药 黄芪 肉桂 甘
草各二钱

每粗末三钱，加姜三枣一煎。

主吐泻后，胃虚脾慢，四肢口鼻气冷，沉困不省人事。

#### 聚宝丹

人参 茯苓 琥珀 天麻 全蝎 白附子 僵蚕 防风 胆
星 乌蛇肉酒炙,各一钱 朱砂五分 麝香少许

蜜丸桐子大，每二丸，菖蒲汤下，专治慢惊。

**南星散**

南星八九钱重者一个，掘地坑深尺许，用炭五斤，烧通红，醋一碗，洒坑中，即投南星，以火炭密盖，又用盆覆时许取出，研为末，入琥珀、全蝎各一钱，每二字，生姜防风汤下。

治慢惊，驱风豁痰。

**参苏饮**

人参　紫苏　前胡　葛根　半夏　赤茯苓各七钱半　枳壳陈皮　桔梗　甘草各五钱

每粗末二钱，加姜一片煎。一方去人参加川芎。

解惊风烦闷，痰热作搐，咳嗽气逆，脾胃不和。

**金液丹**

舶上硫黄十两，研细，盛磁器八分，水和赤石脂封缝，盐泥固脐，晒干，地上埋一小罐，盛水满，安磁盒在上，又以盐泥固脐，以炭火煅三日三夜，候冷取出，用柳木椎，乳钵内研极细。每用一钱至二钱，量儿大小加增姜汤送下。

**异功散**

人参　茯苓　白术　甘草　橘红　木香各等分

每末三字，加姜枣煎。一方无木香。

**本事保命丹**

虎睛一对，瓦上炙干　朱砂五钱　全蝎　麝香各五分　蜈蚣二条，去头、尾　天麻一分

蜜丸豆大，磁罐贮之，又入冰麝窨定。急惊，薄荷蜜汤下；慢惊，薄荷汤下，各三丸。

治急慢惊风，四肢逆冷，眼直口噤，涎流不止。

**温惊丸**

胆星四两　朱砂一钱半　天竺黄一两　坏子胭脂五分　冰片五分

牛胆汁丸芡子大，每服一丸，小者半丸，沙糖水下。

### 抱龙丸

胆星四两 天竺黄一两 雄黄水飞 朱砂研,各半两 麝香一钱

甘草膏丸,皂夹子大,温水化下。百日儿一丸,分三四服。五岁儿一二丸,大人三五丸。

此治伤寒瘟疫,身热昏睡,气粗,风热痰实壅嗽,惊风潮搦,及虫毒中暑壮热,儿宜常服。

### 黄芪益黄散

黄芪二钱 人参 甘草半生半炙 陈皮各一钱 白芍七分 茯苓四分 黄连少许

水二盏,煎五六沸。

此方治胃中风热。

### 天麻散

半夏七钱 天麻二钱半 炙草 茯苓 白术各三钱

用水一盏,入姜三钱,同煮干,焙为细末,每钱半,姜枣汤下。

治急慢惊风,及大人中风涎盛,半身不遂。

### 本事褊银丸

青黛三钱 水银一皂角子大 黑铅锡炒砂子 寒食面 黄明胶炒焦为末,各二钱 轻粉豆许大,炒 雄黄 粉霜 朱砂各一两 巴霜二十粒 麝香少许

水丸麻子大,捏褊晒干,瓷器盛,一岁一丸,随意加减,枣汤送下,不得化破。

此方治小儿急慢惊风积癎。

### 神芎丸

生大黄 黄芩各二两 生牵牛末一两 滑石四两 黄连 薄荷叶 川芎各五钱

水糊丸,梧桐子大,每三四丸温水下。

治风热壅滞,头目昏眩,口舌生疮,牙齿疳蚀,或疮疥咬牙

惊惕，烦躁作渴，或大便涩滞，或积热腹满，惊风潮搐等症。

### 雄黄散

雄黄二钱半　白芍去黑皮　川乌头炮，去皮、脐　草乌头炮，去皮、脐　天麻　川芎各五钱

为末，惊风痰壅，每服三分，加至一钱，姜汁调茶清下；欲汗，姜葱薄荷汤下。

治暴中急慢惊风，䐜齘，痰涎满口，及雨侵汗闭不通，或凉或热，坐卧生烦。

### 茯苓补心汤

茯苓四钱　桂心　甘草各三钱　人参　麦冬　紫石英各一钱　枣二枚

此方治心气不足，喜悲愁怒，衄血面黄，五心烦热，咽喉间痛，舌本作强。

### 钱氏五色丸

朱砂五钱　水银一分　雄黄一两，炒　黑铅三两，同水银炒　珍珠末一两

蜜丸，麻子大，每三四丸，金银薄荷汤下。

### 牛黄丸

胆星　全蝎　蝉退各二钱半　防风　牛黄　白附子生　僵蚕　天麻各钱半　麝香五分

枣肉丸，绿豆大，每三五丸，荆芥姜汤下。

此方治小儿惊痫迷闷，抽掣涎潮。

### 宽气饮

枳壳一两　人参五钱　天麻　僵蚕　羌活　炙草各三钱

每粗末二钱，加姜三片煎。

治小儿风痰壅满，风伤于气，不能言语。

### 钩藤饮

钩藤　人参　犀角各五钱　全蝎去毒　天麻各二分　甘草半分

每末一钱煎。

此方治天吊[1]潮热。

### 天麻丸

南星二钱　天麻　白附子　牙硝　五灵脂　全蝎各一钱　轻粉
五分　巴霜二钱半

稀糊丸如麻子大，每十丸，薄荷汤或姜汤下。

治小儿食痫有痰。

### 罗氏牛黄丸

白花蛇肉　全蝎　白附子　生川乌一枚，半两者　天麻　薄荷
各五钱

以上六味，先为细末，另入雄黄五两，朱砂三钱，脑子五
钱，牛黄三钱，麝香一钱，以上诸药共合和匀，另用麻黄二两去
根，酒一升，煎至一盏，渣去尽，将酒熬药所得，勿至焦赤，众
手疾丸芡子大，密器藏之，每丸作五服，金银薄荷汤下，大能发
散惊邪。

治因惊中风五痫，天钓客忤，潮涎灌壅。治一切惊风。

### 断痫丹

黄芪蜜炙　钩藤　细辛　炙草各五钱　蛇壳三寸，酒炙　蝉壳四
个　牛黄一钱

枣肉丸麻子大。每数丸，参汤下，量儿大小加减。

治痫后复作，连绵不除，服之有验。

### 一字散

南星五钱，微炮　蝉壳微炒　全蝎　僵蚕各一分

为细末，入荞麦面一分，用醋石榴壳一枚，内诸药，盐泥封
固于灶中，慢火上烧之，泥燥为度，取研，每服一字，酒下。

此方大能醒风，爽精神。

---

〔1〕吊　原本作"钓"，据文义以"吊"为宜。

## 牛黄散

牛黄五钱　天竺黄　朱砂　麝香　钩藤钩　蝎梢去毒，各一钱

每末一字，水下。

此方清心截风，大有奇效。

## 密陀僧散

密陀僧

研细末，茶清调服一钱。

治惊气入心络，不能言语者，昔有为大蛇及狼所惊者，皆以此安。

## 三白散

炒白牵牛一两　白术　桑白皮　陈皮　木通各三钱

每末五分，姜汤下。

治小儿盘肠气钓，先服此药，后服钩藤膏。

## 薏苡丹

苡仁汤浸，去皮　当归　秦艽　防风　枣仁　羌活等分

蜜丸芡子大，每服一丸至二丸，麝香荆芥汤下，不拘时。

此方主小儿所受肝气怯弱，致筋脉挛缩，两手伸展无力。

## 《圣惠》当归散

当归　麻黄各五钱　羌活　枣仁　杜仲炒　人参　桂心各二钱半

每末一钱，水一小盏，加姜少许，煎五分，量儿大小，乳前分减服。

主儿在母胞，母脏腑有积冷，为风邪所束，生后肾气不足，气血未荣，故脚指挛缩不展。

## 大防风汤

炮附子　牛膝各一钱　白术　羌活　人参　防风各二钱　杜仲川芎　肉桂　黄芪　熟地　白芍各钱半　甘草九分

每粗末三五钱煎，量儿大小用之。

治惊瘫鹤膝，肿痛不消，或溃而不敛。

**防己汤**

防己　麻黄　薄桂各半两　赤芍　赤茯苓　苍术各一两　炙草七钱半

每㕮咀二钱，加姜二片，葱一根，或入姜、薤白煎，空心热服。

此方治感冒风湿之气，失于解表，流注两足疼痛，至两膝浮肿，不能屈伸，传成瘫痪。

**黑虎丹**

生草乌一两　生川乌　甘草各七钱半　麻黄　甘松　熟地　藿香叶　白芷　油烟墨烧存性　牙皂　川芎　当归　生南星　首乌　僵蚕　赤小豆　羌活　白胶香　木鳖子去油，各半两

糯米糊丸麻子大，每三十丸至五十丸，淡姜汤下。

此方治诸般风症。

**八正散**

车前子　煨大黄　瞿麦　山栀　滑石　萹蓄　木通　炙草等分

每末二三钱煎。

治蕴热，咽干口燥，大渴引饮，心忡面热，烦躁不宁，目赤睛疼，小便赤闭，热淋血淋，咽舌疮。

**栀子仁散**

山栀五枚　茅根　冬葵子各五钱　炙草二钱

每末一钱，水煎。

治小便不通，脐腹胀闷，心神烦热。

**《局方》五淋散**

山栀去壳　赤苓　赤芍　当归　黄芩　生甘草　车前子　灯心　木通　滑石　冬葵子　淡竹叶　葶苈

加葱白，水煎，入车前草汁调五苓散，食前服。

### 五淋散

赤苓六钱　当归　生草各五钱　赤芍　山栀各二钱

每咬咀二钱煎。

治膀胱有热，水道不通，淋沥不出，热怫便血。

### 木通散

羌活　山栀各二钱　煨大黄　木通　赤苓　甘草各一钱　紫苏叶二分

治肝心热，惊悸。能泻肝风，降心火，利惊热。

### 清心莲子饮

黄芩　车前子　炙甘草　麦冬　地骨皮各五钱　蜜炙黄芪　茯苓　石莲子　人参各七钱半

每粗末五钱，食前煎服。发热加柴胡、薄荷。

治小儿上盛下虚，心火炎上，口苦咽干，烦渴，微热，小便赤涩，或欲成淋。

### 鸡肠散

鸡肠一具，烧存性，男用雌，女用雄　牡蛎　茯苓　桑螵蛸炙，各五钱　肉桂　龙骨各二钱半

每用末一钱，仍以鸡肫一具，烧存性，研末和酒调，食前服。

### 君朴丸

使君子肉去壳　厚朴　黄连各一两　木香三钱

蒸饼糊丸，每一二十丸，米汤下。

此治小儿小便白浊，久则黄瘦，不长肌肉。

### 茯苓散

三棱煨　莪术煨　砂仁　赤苓各半两　青皮　陈皮　滑石　甘草各钱半

每末一钱，灯心汤下。

此方治乳食伤脾，或心经伏热，小便白浊。

**三棱散**

三棱　莪术各一两　益智仁　甘草　神曲　麦芽　橘皮各五钱

每末一钱，汤下。

治小儿尿白，久则成疳，宜补脾消食化积。

**当归散**

牵牛微炒取仁　辣桂各半两　当归　大黄各二钱半　全蝎一钱半
桃仁二钱半

每粗末三钱，入蜜一匙，煎，食前服，以利为度。

此方治小儿癫疝。

**白芍药汤**

白芍一两半　泽泻七钱半　炙草二钱　薄桂一钱半

每㕮咀二钱，煎，空心服，误汗误下，加人参、南木香各二
钱。脐下痛，加姜三片，盐少许，或加钩藤亦可。

此方治冷疝腹痛，及误下误汗，即伤寒坏症是也，并宜先
服，次投对症之剂。

**金铃散**

金铃子肉六钱　三棱　莪术　青皮　陈皮各二钱半　赤苓　茴
香各五钱　南木香二钱　炙甘草四钱　槟榔　枳壳　钩藤各三钱

每末五分至一钱，茴香汤下。

治疝气腹痛，服诸药愈而复作，宜此。

**乌梅散**

乌梅肉　粉草　延胡索各五钱　乳香　没药　钩藤各二钱五分

每㕮咀二钱煎。

治腹痛及初生婴孩脐下冷痛疝气等疾。

**匀气散**

桔梗二两　陈皮一两　砂仁　茴香各五钱　炮姜二钱半　炙草
四钱

每末五分至一钱，沸汤下。诸疝腹痛烧盐汤下。

主调补通利后，及冷疝腹痛，气滞不和。

## 桃仁丸

桃仁三钱　桂枝　牵牛头末　蒺藜　丹皮各二钱

蜜丸，黍米大，青皮木香葱汤下。

## 黑散

黄连　黄芩　大黄　黄柏各二钱

同烧存性研细，雄猪胆汁蜜调敷。

治小儿狐疝，气偏有大小，时时上下者，即偏坠。

## 栀子清肝散

柴胡　栀子　丹皮各一钱　茯苓　牛蒡子　川芎　白芍　当归各七分　甘草三分

此治三焦及足少阳经风热，发热，耳内痒，或出水，疼痛生疮，或胸胁间痛，往来寒热。

## 柴胡清肝散

柴胡一钱半　黄芩　人参　川芎各一钱　山栀二钱　连翘　甘草各五分　桔梗八分

治肝胆三焦风热怒火，乍寒乍热，往来寒热，发热，或头发疮热等症。

## 柴胡饮子

黄芩七分　甘草四分　大黄八分　白芍六分　柴胡　人参各五分　当归一钱

此方主解肌热，蒸热，积热，汗后余热，脉洪实弦数，大便坚实。

## 龙脑饮子

炙草四两　山栀三两　藿香叶五钱　石膏一两　砂仁　瓜蒌各七钱半

每末一钱，蜜水调服。

伤寒余毒潮热虚汗，加竹叶。

此泻脾经热，可代泻黄散，治小儿蕴热，咽喉肿痛，眼赤口疮，心烦鼻衄，咽干多渴，睡不宁及除痰热咳嗽，中暑烦躁，一切风疾。

### 三解牛黄散

僵蚕　全蝎　防风　白附子　桔梗　大黄　炙草　茯苓　黄芩　人参　郁金等分

每细末五分至一钱，量儿大小加减，薄荷蜜汤调下。

此方治实热潮热。

### 滋肾丸

酒黄柏三钱　知母二钱　肉桂五分

熟水丸梧子大，每二十至三十丸，百沸汤下。

此方专治肾热。

### 当归补血汤

黄芪三钱　当归一钱

治肌热躁热，目赤面红，烦渴，昼夜不息，脉洪大而虚，重按全无，此血虚也，服白虎汤必死。

### 羌活汤

人参　羌活　赤苓　柴胡　前胡　川芎　独活　桔梗　枳壳　苍术　甘草各等分

每粗末二钱，加姜二片，薄荷三叶，煎。发散风邪加葱白，痢症加姜、仓米。

治伤风时气，头痛发热，身体烦痛，痰壅咳嗽，失音，鼻塞声重，及解时行下痢赤白。

### 四顺清凉饮

赤芍　当归　大黄　甘草各等分

三岁用二钱，末加薄荷二叶，煎八九沸。

治小儿血脉壅实，脏腑蓄热，颊赤口渴，五心烦热，睡不安，惊搐，及因乳哺不时，寒温失度，令儿气血不顺，肠胃不调，大小便涩，欲发惊痫，或风热结核，头面生疮，目赤咽痛，疮疹余毒，一切壅滞，挟热。泄泻不止，加煨木香、大黄；小便不通，加灯心、木通。

### 补中益气汤

人参　黄芪各八分　白术　甘草　陈皮各五分　升麻　柴胡各二分　当归三分

治中气虚，体疲食少，或发热烦渴。

### 宽热饮

枳壳一两，同巴豆去心膜十五粒同炒，去巴豆　大黄一两　甘草七钱半　元明粉二钱半

每细末五分至一钱。儿小者，用一字，姜蜜汤或薄荷汤调下。

### 白虎汤

知母三两　炙草一两　石膏八两　糯米三合　每粗末二三钱煎，米熟为度。

治伤寒吐下后，邪热不解，热结在里，表里俱热，恶风燥渴而烦，及中暑汗出，恶寒热渴。

### 参苓白术散

人参　茯苓　甘草　白术　扁豆子　山药　砂仁　苡仁　桔梗　莲肉各一两

每末五分至一钱，米汤或枣汤调下。

主脾胃虚不进食，少气多困，中满痞噫，呕吐气逆。此药不寒不热，性味和平，并可常服。

### 安神散

人参　茯苓　半夏　陈皮　枳实　炙草各五钱

每锉二钱，加姜枣竹茹煎。

治吐泻后，心虚烦闷，触物易惊，气郁生涎，涎与气搏，睡不得宁。如热渴，加麦冬。

**火府丹**

生地　木通　黄芩　甘草

治小儿壮热。

**金莲饮子**

防风　炙甘草　连翘　柴胡　山栀各半两

每末二钱，煎服。

治小儿蕴积壮热，眼赤口疮，心烦躁闷，咽干多渴，潮热不止。

**牛黄膏**

蝎尾四十九枚　巴霜一钱半　冰片半匙　朱砂二钱　郁金三钱　牛黄少许　麝香一匙

每末一匙，蜜水调下，量儿虚实用之。

此方治壮热，咽喉涎响，不省人事，或左右手偏搐，或唇口眼鼻颤动。此热涎内蓄，风邪外感也，宜急服之。

**栀子仁汤**

栀子　赤芍　大青　知母各一两　酒黄芩　升麻　石膏各二两　柴胡一两半　甘草五钱　杏仁二两，炒

每三钱，加姜三片煎。

治阳毒壮热，百节疼痛，下后热不退者。

**人参生犀散**

犀角　地骨皮　秦艽　麦冬　枳壳　大黄　柴胡　桑皮　赤芍　赤苓　黄芪　人参　鳖甲

每粗末二钱，加乌梅半个，煎，不拘时服。

此方治小儿骨蒸肌瘦，颊赤口干，日晡潮热盗汗，五心烦躁，四肢困倦，及大病后余毒不解，或伤寒后食羊肉体热，不思食。

**调胃承气汤**

大黄　芒硝各一两　炙草五钱

每末一钱，煎，少少温服。

治伤寒阳明症，不恶寒，反恶热，口渴便闭，谵语，腹满，中焦燥实，及伤寒吐后腹胀满者。

**桂枝汤**

桂枝　白芍　生姜　甘草　大枣

热服，温覆微汗。

治太阳中风，阳浮阴弱，发热头痛，自汗，鼻鸣干呕，恶风恶寒，及阳明脉迟，汗出多，微恶寒。

**麻黄汤**

麻黄　桂枝　杏仁　甘草

治太阳邪在表，发热，头身腰骨节痛，项背强，恶寒恶风，无汗而喘，脉浮而紧。亦治哮症。

**三拗汤**

麻黄　杏仁　甘草

治感冒风寒，咳嗽鼻塞。

**桂枝麻黄各半汤**

桂枝　白芍　生姜　甘草　大枣　麻黄　杏仁

治太阳症如疟状，热多寒少。

**小建中汤**

桂枝　白芍炒〔1〕　生姜　甘草　大枣　饴糖

**大承气汤**

大黄　芒硝　厚朴　枳实

治阳邪入里，胃实，不大便，发热谵语，自汗，不恶寒，痞满燥实，杂病三焦大热，脉沉实者。

**大青龙汤**

麻黄　桂枝　甘草　杏仁　石膏　生姜　大枣

治太阳中风，脉浮紧，身疼发热，恶寒，无汗烦躁；又脉浮

---

〔1〕炒　原本作"焙"，以"炒"为宜。

数，身重不痛，乍有轻时，无少阴症者。

**小青龙汤**

麻黄 桂枝 白芍 细辛 甘草 五味子 干姜 半夏

治伤寒不解，心下有水气，发热，干呕而咳，噎，喘，渴，利，小便不利，少腹满，短气不得卧。

**麻黄附子细辛汤**

麻黄 附子 细辛

此治少阴病[1]始得之，反发热，脉沉者。

**四逆汤**

附子 干姜 甘草

冷服。

治三阴伤寒，里寒外热，四肢逆冷，脉微细。

**升麻葛根汤**

升麻三钱 葛根 白芍各二钱 甘草一钱 加姜。

治阳明伤寒中风，头痛发热，恶寒无汗，口渴目痛，鼻干不卧，及阳明发斑欲出不出。

**解肌汤**

葛根 麻黄 黄芩 大枣 芍药 甘草

此方治伤寒温病。

**地骨皮散**

地骨皮 柴胡各二两 知母 炙草 鳖甲 黄芩 人参各二钱半 赤苓五钱

治小儿骨蒸，潮热往来，心膈烦悸，及伤寒后气未解。每岁用末二钱，加姜梅各一片煎。

**地骨皮散**

知母 炙草 半夏 银柴胡 人参 地骨皮 赤苓各等分

---

〔1〕 病 原本作"症"，据《伤寒论》改。

　　每末二钱，加姜三片，煎。量儿大小加减。惊热加蝉退、天麻、黄芩。若加秦艽名秦艽饮子。

　　治虚热潮作，亦治伤寒壮热及余热。

**玉露饮**

　　寒水石　石膏各一两　甘草三钱

　　每末五分至一钱，温水下。

　　治烦躁颊赤，咽干不卧，身热头痛，兼中暑发渴昏闷，小便秘，惊气入肾，梦中咬牙。

**万安饮**

　　人参　当归　生大黄　柴胡　枳壳　半夏　白芍　防风　黄芩　甘草各一两　滑石末六两

　　每末二钱，加姜煎。此方药品之外，惟可加枳壳、半夏。

　　主不拘表里症，能宣通气血，疏解风寒，宁心化痰，去烦理热，并可常服。

**黄连解毒汤**

　　黄连三钱,炒　黄柏五钱,炒　栀子四枚　黄芩二钱,炒

　　每二三钱煎，亦治热痢。

　　治时疾，三日汗已解，烦闷口呕口燥发热。

**至宝丹**

　　生犀角　生玳瑁　琥珀　朱砂　雄黄各一两　金箔五十片,半为衣　银箔五十片　冰片一匙　麝香一钱　牛黄五钱　安息香一两半

　　为末，酒淘去砂，取一两。酒煎成膏，上各研，再和研匀，入安息膏。如干，量入熟蜜，丸桐子大，每一二丸，参汤下，量大小加减。

　　此方治惊痫心热，卒中客忤，烦躁，风涎搐搦及伤寒狂语，伏热呕吐。

**酸枣仁汤**

　　枣仁　甘草　生地　山栀　麦冬　当归身　人参等分

加灯心，不拘时服。

## 四物汤

当归　熟地各二钱　白芍　川芎各一钱

治血虚，发热烦躁，或晡热作渴，头目不清。

## 香瓜丸

大黄瓜一枚　胡黄连　煨大黄　柴胡　鳖甲　黄柏　黄连
芦荟　青皮等分

诸药为末，将黄瓜去顶，内入至满，盖口，竹钉钉住，煨熟，将瓜药同研糊丸，每二三丸，食后新水下，大者五七丸，不及十丸。

## 十全大补汤

白术　茯苓　当归　人参　川芎　黄芪　白芍　肉桂　熟地
炒甘草各等分

治诸虚不足，自汗不食，时发潮热。

## 当归六黄汤

当归　熟地　生地　黄芩　黄柏　黄连　黄芪

此方治血虚盗汗，内热晡热者。

## 升麻汤

升麻　黄芪　人参各一两　熟地五钱　天竺黄　牡蛎各五钱

每末五分至一钱，竹叶汤调下。大治小儿肌热盗汗。

## 凉膈散

大黄　朴硝　炙草各一两　连翘二两　山栀　黄芩　薄荷各半两

每末二钱，加竹叶七片，蜜少许，煎温服，大小加减。

治小儿一切脏腑积热症。

## 仙方活命饮

金银花　橘皮各三钱　穿山甲　角刺　防风　没药　乳香
白芷　当归各一钱　贝母　花粉　甘草节各八分

每粗末五钱，酒煎，婴儿一两，母子同服，或为细末，酒调服亦可。毒在表者，加麻黄散。毒在内者，加大黄下之。临时制宜，此解毒回生起死妙剂。

### 化丹汤

独活　射干　麻黄　甘草　青木香　黄芩　薄桂各五钱　石膏末

每二钱煎。

此方解利丹毒，遍身燥痒，发热烦啼。

### 升麻散

升麻　黄芩　大黄　朴硝各一分　麦冬　葛根各三分

每粗末一钱煎。

治小儿一切丹，遍身壮热烦渴。

### 升麻膏

升麻　大黄　护火草　蛇衔草　山栀　寒水石　芒硝　蓝叶生地　芭蕉根　羚羊角　梧桐皮各半两

腊猪油一斤，慢火熬一食久，乘热滤去渣，入竹沥候冷成膏，每以枣大，竹沥化服，并涂毒处。

### 戎盐散

戎盐一两　附子一枚　雄黄半两

每末少许，雄鸡血调涂。

### 婴孺方

麻黄　升麻各三分　硝石四分

每末方寸匕，井花水服，日三。一方加大黄。

主丹毒入腹及下至卵者不治方。

### 天竺黄散

天竺黄　郁金　茯神　甘草各五钱　硼砂　牙硝　白芷　川芎　僵蚕　枳壳各二钱半　朱砂二钱　麝香一字　蝉壳十五个

每末五分至一钱，薄荷汤下。

治上焦风热，口鼻生疮，目赤肿，咽膈不利，涎壅气滞，惊搐烦闷，神思昏迷。

**清胃散**

升麻五分　生地四分　黄连　丹皮各三分　归梢四分

婴儿母亦服。

治胃热牙痛，饮冷作渴，口舌疮，唇口肿痛连头面，吐舌流涎，若服克伐药，有此等症者，五味异功散。

**人参平肺散**

人参　陈皮　甘草　地骨皮　茯苓各一钱　知母七分　五味子青皮　天冬各四分　桑皮一钱半

每粗末二三钱煎。

此方治心火克肺金，传为肺痈，咳嗽喘呕，痰涎壅盛，胸膈痞满，咽嗌不利。

**钱氏益黄散**

陈皮一两　青皮　诃子肉　炙甘草各五钱　丁香二钱

每末二钱，食前煎服。

此方治脾胃虚寒。又名补脾散。

**钱氏泻黄散**

藿香叶七钱　山栀　石膏各五钱　甘草三两　防风四两

上锉，用蜜酒炒微黄为末，每一钱至二钱，煎温服，又名泻脾散。

治作渴饮冷，手足热，身发黄，属胃经实热。

**平胃散**

厚朴五两　陈皮　炙草各一两　苍术五钱

每末二钱，姜枣汤调服。

治脾胃不和，不思饮食，心腹胀痛，口苦短气，恶心，嗳气吞酸，面黄体瘦嗜卧，霍乱吐泻。

**调中丸**

白术　人参　甘草各五分

此方治脾胃虚寒。

**健脾饮**

厚朴　人参各一两　茯苓　半夏　肉豆蔻　益智仁　香附
良姜东壁土炒　诃子肉各二钱半　炙草五钱

每粗末二钱，加姜二片，枣一枚煎。

主健脾胃，理呕吐，治泻利，及诸病后虚弱，有痰，恶心，
腹微痛，饮食减，精神慢，并宜服。

**藿香饮**

人参　半夏　赤苓　炙甘草各一两　苍术二两　陈皮　藿香各
七钱半　厚朴两半

每吹咀二钱，加姜二枣一煎，空心服，或加烧盐少许。

主理虚化痰，及治脾胃不和，饮食少进。

**健脾散**

茯苓　人参各一两　厚朴二两　苍术四两　陈皮五两　甘草二两，
半生半炙　草果六钱　每末一钱，加姜枣煎，量大小加减，最能和
养小儿胃气。

**调中饮子**

肉豆蔻　白术　人参　陈皮　诃子肉　茴香　炙草　砂仁各
五钱　藿香叶　槟榔　桂心各三钱

每末五分至一钱，加姜枣煎，量大小加减。

此方治小儿诸疾。

**香薷饮**

香薷〔1〕三两　扁豆　厚朴各一两半　生草二两

每粗末二钱煎。

治夏秋脏腑冷热不调，饮食不节，吐痢腹痛，发热烦闷。

---

〔1〕　薷　原本作"茹"，据上文改。

### 六和汤

人参　砂仁　炙草　杏仁　半夏各一两　扁豆一斤　藿香　赤苓　木瓜各二两　香薷　厚朴各四两

每二钱，加姜二片，枣一枚，煎，或加盐半字。

治心脾不和，气不升降，霍乱吐泻，胸满咳嗽，冒暑伏热，烦闷成痢，中酒作渴，心逆畏食。

### 守胃散

人参　白术　山药　茯苓　南星　扁豆　甘草　葛根　藿香　防风　天麻各五钱

每二钱，加姜二片，冬瓜子仁五十粒，打碎，煎，空心服。泻不止，加沉香、白豆蔻。

治阴阳不和，吐泻不止，预防风症，常调脾胃。

### 理中汤

人参　白术各一两　甘草　干姜各二钱半

每末半钱或一钱，温汤，空心调服。

主温脾暖胃，冷吐冷泻，及胎气虚，中寒腹痛。

### 四君子汤

人参　白术　茯苓　炙草等分

每二钱，加姜枣煎。

治小儿脾胃虚损，吐泻少食。

### 六君子汤

人参　茯苓　白术　炙草　半夏　陈皮

治脾胃虚，吐泻不食，羸瘦，或肺虚痰嗽喘促，或肝虚惊搐，目眩自汗。

### 观音散

石莲肉　人参　神曲各三钱　茯苓二钱　炙草　木香　黄芪　扁豆　白术各一钱

每粗末二钱，加枣一枚，藿香三叶煎。

治小儿外感内伤，呕逆吐泻，渐羸瘦。

**和中散**

人参　茯苓　白术　炙草　葛根　白扁豆　黄芪　藿香

每末三钱，加姜枣煎。

此方和胃，止吐泻，定烦渴，治腹痛。

**胃苓汤**

白术　茯苓　猪苓　泽泻　厚朴　陈皮　甘草<sub>等分</sub>

桂少许，每二钱，加姜、灯心。

治肠胃受湿，呕吐泄泻。若停食吐泻，小便短少，腹胀作痛，以此分利，再用六君调补脾胃。

**消积丸**

丁香<sub>九粒</sub>　砂仁<sub>十二粒</sub>　巴霜<sub>二钱</sub>　乌梅肉<sub>二个</sub>

糊丸温水下。

此方治小儿吐泻、大便醋臭。

**肉豆蔻散**

肉豆蔻　桂心<sub>各一分</sub>　人参　炙草<sub>各五钱</sub>

每粗末一钱，加姜少许，煎，随大小加减。

此方治小儿霍乱，吐泻腹痛。

**白术散**

白术　人参　半夏<sub>各二钱</sub>　茯苓　炙甘草　干姜<sub>各一钱</sub>

每末二钱，加姜枣煎。

此方治小儿呕吐，脉迟细，有寒。

**参香饮**

人参<sub>一两</sub>　沉香　丁香　藿香　南木香<sub>各二钱五分</sub>

每二钱，煎，入姜汁少许，三次服。

此方治胃虚作吐，投诸药不止。

**香薷散**

香薷　茯苓　扁豆　厚朴<sub>各五钱</sub>

每二三钱煎，入酒半杯，冷服立效。

治外伤风寒暑，内伤饮食，致吐利，心腹痛，霍乱气逆，发热头痛，或转筋拘急，呕哕肢冷。

### 竹茹汤

葛根七钱　半夏五钱　炙草三钱

每二三钱，入竹茹三分，煎，微冷服，加茯苓三钱妙。

治胃受邪热，心烦喜冷，呕吐不止。

### 玉露饮

寒水石五钱　生甘草一钱　石膏六钱

每末三五分至一钱，食后温汤调服。

此非肾热相火大盛者不宜服。

### 大顺饮

细面二十两　生姜十六两　赤苓　甘草各五钱

先捣成饼，晒干为末，每二钱，水调。

治冒暑毒，烦渴吐泻，发热，腹痛，神昏吐衄，便血，尿黄少，口干汗多。

### 绿豆饮

绿豆粉一两　黄连　葛根　甘草各五钱

每五分至一钱，豉汤调服。

主误服热药毒，烦躁闷乱，或吐或渴。

### 益元散

滑石六钱　甘草一钱

每一钱至二钱，水服。

治热吐，面赤气粗，小水少，伤暑吐神昏尤妙。

### 乌犀丸

皂荚三寸，炙存性　硫黄　白僵蚕三钱半　陈皮　川乌各五钱

巴霜七十七粒

主诸积滞夹惊夹风，吐逆醋酸气，面黄肌瘦。

### 茯苓厚朴汤

茯苓　半夏各七钱半　炙草三钱　厚朴五钱

每吹咀二钱，加姜煎或加枣亦可。

此方主伤寒伤风，夹痰呕逆，并吐泻后，喉涎牵响，饮食减少，脾胃气虚。

### 防风温胆汤

半夏　枳壳　赤苓各五分　陈皮　防风各二分半　人参二分　甘草一分半　姜一片　紫苏二叶

煎水送大惊丸、小惊丸[1]。

此方治惊风，消痰疏风顺气。

### 大惊丸

枣仁蚌粉炒　炙草各五钱　人参　赤苓　白术　朱砂　麦冬　木香　代赭石醋煮，各二钱半　僵蚕　桔梗各一钱二分半　全蝎三个　金银箔各三片　蜜丸，薄荷汤下一二丸。

此方定惊安神，又治心热夜啼，一名大安神丸。

### 小惊丸

郁金皂角水浸煮　黄连　牙硝　木香　藿香　龙胆草各二钱半　全蝎三个

糊丸，以雄黄、朱砂、麝香、金银箔为衣，薄荷汤化下一二丸。

此方亦治惊风。

### 温白丸

僵蚕　白附子生　炒南星各一两　生天麻五钱　全蝎一钱

糊丸，绿豆衣、生姜、米饮下五七丸至二三十丸。

此方治慢惊风。

### 加味术附汤

炮附子　白术各一两　煨肉蔻二个　木香　炙草各五钱

---

[1]　丸　原本作“元”，据文义改。

每粗末二钱，加姜枣。

此方治吐泻后便成慢惊，或因脏寒洞泻得者。

## 八仙散

天麻　白附子　白花蛇肉　防风　半夏曲　南星　全蝎　冬瓜仁各二分半　川乌一分　姜二片　枣一枚　薄荷二叶

此方治慢惊虚风。

## 乌蝎散

白术　人参　茯苓　炙草　川乌　全蝎　南星　姜三片　枣二枚

此方治慢惊纯阴症，吐泻不止。

## 蝉蝎散

全蝎七个　蝉退二十一个　南星一个　甘草分半

每粗末二钱，加姜三枣二煎。

此方治慢惊风阳症。

## 黑附汤

炮附三钱　木香钱半　白附子一钱　炙草五分

分二帖，加姜三片，煎，以匙灌下。

此方治慢脾风危急者，灌下药，如手足暖而苏，即止勿灌。

## 生附四君子汤

人参　茯苓　白术　炙草　生附子各等分

每末二钱，加姜五片，煎，以匙灌下。

此方治惊脾风。灌药，手足暖即止，助胃回阳。

## 蝎附散

炮附子二钱　炮南星　炮白附子　木香各一钱　全蝎七个

㕮咀一钱，加姜五片，煎。

此方治慢脾风，回阳豁痰。

## 补脾益真汤

丁香　木香　诃子皮　陈皮　厚朴　肉豆蔻　草果　茯苓

人参　白术　桂枝　半夏　炮附子　炙草各二分　全蝎一枚　姜二
片，枣一枚

灌服后，轻揉心下，以助药令。

此方治慢脾风。

### 全蝎观音散

人参一钱　莲肉　神曲各三分　茯苓分半　白术　黄芪　木香
扁豆　甘草各二分　羌活　防风　天麻　全蝎各一分

此方治吐泻后成慢惊风，亦治慢脾风。

### 定魄丸

人参　琥珀　茯神　远志　朱砂　天麻　石菖蒲　天冬　枣
仁　甘草等分

朱砂为衣。

此方治因惊发痫。

### 沉香天麻汤

羌活五分　独活四分　防风　天麻　半夏　炮附子各三分　沉
香　益智　炮川乌各二分　姜梢　当归　甘草各一分半　姜三片

煎，先灸两跻脉各七壮。

此方治因惊成痫发搐，痰涎壅塞，目多白睛，项背强急，喉
中有声，神思如痴。

### 三痫丹

蜈蚣一条　胆星二钱　全蝎　防风　白附子　远志　芦荟
延胡索　朱砂各一钱　麝香一字　金银箔各三片

糊丸，薄荷汤下，梧子大一丸。

此方治急惊为痫。

### 十全丹

陈皮　青皮　莪术　川芎　白豆蔻　五灵脂　槟榔　芦荟各
五钱　使君子　木香　蛤蟆灰各三钱

猪胆汁浸糕和丸，麻子大，米饮下二三十丸。

此方治丁奚哺露无辜坏症。

**布袋丸**

夜明砂　使君子　芜荑各二两　芦荟　人参　白术　茯苓
甘草各五钱

蒸饼丸弹子大，每一丸，布袋盛，同精猪肉二两煮，肉烂，
提起药挂风处阴干，只用肉和汁与儿吃，次日又煮服，药尽止。

此方治丁奚哺露无辜疳。

**小儿清心丸**

人参　茯神　防风　朱砂　柴胡各二钱　金箔三十片

蜜丸，每一丸竹沥化下。

此方治诸热及惊热烦躁。

**牛黄夺命散**

白丑　黑丑各取半生半熟头末，五钱　大黄一两　槟榔二钱半　木
香钱半　轻粉一字

每末一钱至二钱，蜜水调下，微利为度。一名一捻金。

此方治小儿肺胀胸满，喘粗气急，两胁肩动，两鼻窍张，痰
涎潮塞，闷乱喘渴，死在旦夕者。

**葱豉汤**

葱白　淡豆豉

此方主表散。

**清燥救肺汤**

霜桑叶三钱　炒杏仁七分　麦冬一钱二分　石膏二钱五分　人参七
分　阿胶八分　胡麻仁　甘草各一钱　枇杷叶一片

食远服。

# 卷　六

## 诸病应用方

**千金藿香汤**

藿香一两　生姜三两　青竹茹　炙草各半两

每五六钱煎。热加升麻五钱。

此方治毒气吐下腹胀，逆害乳哺。

**殊圣归命丹**

丁香　藿香各一分　生犀　牛黄各半钱　猪、鲫、狗、猬、熊胆各钱半

丸梧子大，一岁以下用苦楝汤化下二丸，随儿大小加减。

治小儿惊吐不止，并吐黄水及乳食，神效。

**半夏散**

半夏一两　陈糯米三钱

加姜五片，枣一枚。

此方治小儿胃虚呕吐，水谷不化。

**白附饮**

白附子　南星生　半夏生　川乌生　天麻　陈皮　南木香全蝎　僵蚕　丁香各二钱

每粗末三钱，加姜三片，煎作五次，空心温服。

治肝风克脾土，痰涎壅盛，和饮食吐出。

**张涣三香丹**

藿香叶　丁香各一两　半夏五钱

三味为末，次入腻粉一分，冰片、麝香各一钱　姜汁糊丸，

黍米大，每十丸，人参薄荷汤下。量大小加减。

此方治挟惊，呕吐不止。

**守中汤**

桔梗 苍术各二两 炮姜四钱 炙草六钱

每末一钱，空心汤服，煎亦可。

治春夏相交，阴湿气重，中伤脾胃，致腹痛泻，利久不止，渐传手足浮肿，饮食少思。

**香连丸**

姜炒黄连二两 煨木香五钱

米饭丸，每一二十丸，米饮下。

**四神丸**

肉豆蔻 五味子各二两 补骨脂四两 吴萸一两 红枣五六十枚 生姜六两

水二盅，煮干取枣肉丸，每五六十丸，白汤下。

治脾胃虚，大便不实，饮食不思，或泄痢腹痛。

**龙骨散**

龙骨 炒黄连各一两 当归 枳壳各五钱

每粗末一钱，煎，随大小加减。

此方治小儿暴利。

**丁香散**

丁香 厚朴 黄连 当归 白术 诃子肉 伏龙肝各五钱 木香一分 赤石脂一两

每末五分，米汤调下，日三服，随大小加减。

治小儿赤白久痢，胃虚不食，渐羸。

**宽肠丸**

枳壳五钱 麻仁 木通 大黄半生半炒 槟榔 大腹皮各二钱半

蜜丸，每三十丸至五十丸，枳壳甘草汤下，一二岁蜜汤化下。

此方治痢后里急，大便反闭涩不通。

**养脏汤**

人参　炙草<sub>各二钱半</sub>　白芍　白术<sub>各五钱</sub>　木香　肉桂<sub>各一钱</sub>
肉豆蔻　诃子肉　罂粟壳<sub>各钱半</sub>

每㕮咀二钱，加姜二枣一，煎，空心温服。

此主生津益气，温肠止痢。

**双金饮**

大罂粟壳<sub>一两，蜜水炒</sub>　大川芎<sub>五钱，醋炒</sub>

每末一钱至二钱，米汤下。

治赤白痢，日夜频数，及久泄泻。

**万金散**

生罂壳<sub>一两</sub>　甘草<sub>二两，半生半炙</sub>　陈皮<sub>二两</sub>　乌梅<sub>一两</sub>

每二钱，煎二三沸服。

此方治水泻下痢，久不瘥者。

**神效散**

粟壳　白芷　乌梅<sub>各一两</sub>　乳香　川芎<sub>各五钱</sub>

每二钱煎。

治赤白痢日久频数，食减腹痛，小便不利。

**升阳益胃汤**

黄芪<sub>二钱</sub>　半夏　人参　黄连　白术　炙草<sub>各一钱</sub>　独活　防
风　白芍　羌活<sub>各五分</sub>　陈皮　茯苓　柴胡　泽泻<sub>各三分</sub>　姜枣
<sub>各二</sub>

**黄连散**

炒黄连　牡蛎<sub>煅，各五钱</sub>　乌梅肉　炙甘草　诃子肉<sub>各一分</sub>

每末一二钱煎。

治小儿痢渴烦热，吃水不知足。

**紫霜丸**

代赭石<sub>醋煅</sub>　杏仁霜　乳香　朱砂　木香<sub>各一钱</sub>　黄连<sub>一分</sub>

轻粉五分　麝香少许　巴霜十粒　肉豆蔻二个，煨

糊丸，每七丸至十四丸，米汤下。

治久积，胸高羸瘦，赤白痢，腹痛甚。

### 桔梗丸

桔梗　神曲各一两　麦芽　乌梅肉　厚朴　人参　白术　赤石脂　黄芩　炙甘草　桂心　龙骨各五钱　黄连一两　黄雌鸡骨一具，去肉，净酒浸炙

蜜丸，每十五丸。

此方治小儿久痢羸瘦，食不消。

### 止渴圣效散

白芷半生半炒　葛根各二两　京墨二两，半生半煅　黄丹二两，半生半炒

每细末五分，倒流水调下。

治小儿因吐痢气虚，津液减耗生疳，烦渴饮水不休，面肿脚浮，腹大颈细，尿白，不吃食。

### 七气汤

半夏五两　人参　辣桂各一两　甘草五钱

每末三钱，加姜五枣一煎。

治七气所伤，痰涎结聚，心腹亦痛，不能饮食。

### 蓬莪术散

蓬术　当归各一两　木香　人参　桂心各五钱　黑牵牛一分

糊丸黍米大，每十丸淡姜汤下，随儿大小加减。

### 使君子丸

使君子肉　槟榔　榴根皮　大黄半生半炒，各七钱半

糊丸麻仁大，每服三四十丸。

治腹内诸虫作痛，口吐清水。

### 二圣丸

槟榔一两　巴霜十五粒

糊丸，每七十七丸，五更茶下投药，见虫下尽，即进稀粥。
此方治腹内诸虫，并消谷逐水，下气祛风。

### 芍药甘草汤

白芍一两　甘草二钱半
此方治出疹肚腹痛满，小便不通。

### 塌气丸

胡椒一两　蝎尾五钱，去毒
糊丸粟米大，每五七丸至一二十丸米饮下。一方有木香一
钱。钱氏及洁古所用塌气丸，乃此二味，切不可误用。有牵牛者
慎之。

### 五疳保童丸

生五倍子　夜明砂　青黛　苦楝根皮　芦荟　熊胆　黄连
生龙胆草　干蟾皮去骨，炙　麝香　芜荑仁　蝉退等分
米糊丸麻子大，一岁二十丸，米汤下二三服。
此方治五种疳疾。

### 中满分消丸

黄连　枳实　厚朴各五钱　干姜　姜黄　猪苓　砂仁　泽泻
茯苓各三钱　陈皮　白术各一分　半夏四分　黄芩一两二钱　甘草一分
蒸饼丸黍米大，每三十丸。

### 丹腹胀方

葛根　苏梗　莱菔子　陈皮各二钱　甘草一钱
食减加白术。

### 升阳滋血汤

蝎梢二分　神曲三分　厚朴　当归各一钱　桃仁十粒　升麻三分
治婴儿腹胀，不大便，羸弱。

### 南星腹皮汤

南星一两　大腹皮　姜皮　陈皮　扁豆子　青皮　桑皮　甘
草各五钱

主肿疾欲愈未愈之间，脾胃虚慢，气促痰喘，腹胀胸满，神困，面色萎黄，小水不利。

**香陆胃苓丸**

丁香 商陆 赤小豆 陈皮 炙草各二两 制苍术 泽泻各二两半 赤苓 猪苓去皮 白术各两半 肉桂一两 厚朴二两

糊丸每三十丸至七十丸，温汤下。

治肿疾久不愈，大能实脾导水，多服取愈。

**浚川丸**

大戟 芫花醋炒 沉香 檀香 木香 槟榔 莪术 大腹皮 桑白皮各五钱 黑白牵牛生末，各一两 巴霜十五粒

糊丸麻子大，每十七丸，浓葱汤五更初空心下。去水未尽，停一日，减用十三丸，次减作九丸，再至七丸，症退即止，仍投南星腹皮散。如单腹胀甚，能饮食气壮者，加甘遂末，同丸，忌甘草，以相反也。

治水肿，单腹胀，气促气减，遍身面浮。

**营卫饮子**

当归 熟地 人参 茯苓 川芎 白术 炙草 白芍 枳壳 炙黄芪 陈皮

治气血俱虚，营卫不顺，头面手足浮肿，喘急。

**分气饮子**

五味子 桔梗 茯苓 炙草 陈皮 桑皮 草果 大腹皮 白术 枳壳 当归全 紫苏 半夏曲 苏子 生姜

宜兼服八味理中丸，以上宜救生丹通利。

**大效神功救生丹**

雄黄 朱砂各一分 巴霜二十一粒 干姜二钱

醋一盏，煮巴、姜干，去姜，将巴出油，和雄、朱研匀，雪糕丸麻子大，一岁二丸，酒浸赤芍少许送下。

治气虚喘急，四肢肿，腹胀急，冲满胁肋，乍热乍寒，或泻

或秘，由久停虚积，营卫不顺也。宜推去其恶毒之气。

### 芪归汤

蜜炙黄芪一两　酒当归　白芍　川芎各五钱　炙草三钱

每㕮咀二钱煎。

治儿禀赋弱，痘疮出不快，及肝虚目视不明。

### 庄氏芦荟丸

芦荟研，一钱　龙胆草炒研，一两　皂角三钱

以水二升，捣汁去渣熬膏，入二末和丸，每三丸至五丸，薄荷汤下。

此方治小儿风疳，顺肝气，进饮食。

### 朱砂安神丸

朱砂四匙　黄连　生地各五钱　生甘草二钱半　兰香叶二钱，烧灰　铜青　轻粉各五分

共为末，干敷上。

治心疳怔忡，心中痞闷。

### 四味肥儿丸

黄连炒　芜荑　神曲　麦芽等分

水糊丸，每一二十丸，开水下。

治呕吐不食，腹胀成疳作泻，或食积脾疳，目翳口疮断烂，发热瘦怯，小便澄白，腹大筋青。

### 补肺散

阿胶一两半　茯苓　马兜铃　糯米各五钱　杏仁二十一粒　炙草四钱

每末二钱煎。

此方治久嗽，肺虚气促，有痰恶心。

### 调元散

山药五钱　人参　茯苓　茯神　白术　白芍　熟地　当归黄芪各二钱半　川芎　炙草各三钱　石膏六钱

每粗末二钱，入姜二枣一煎。

主元虚囟开，羸瘦腹大，并语迟、行迟、齿迟。

**万应丸**

五倍子 胡黄连 青皮 陈皮 黄柏 神曲 麦芽 三棱 莪术 芜荑 龙胆草 槟榔 川楝子肉 使君子等分

糊丸麻仁大，每三五七十丸，米汤下。

治诸疳症，胃热，发作穗，萎黄，饮食不进。

**圣惠干蟾丸**

干蟾一枚 蛇蜕一钱 谷精草二两 胡黄连 瓜蒂 母丁香 牛黄 冰片 朱砂 雄黄 天竺黄 芦荟 麝香各一分 青黛五钱

糊丸，一二岁，以米泔化下五丸，服后桃柳枝汤浴儿，着青衣，疳虫当出衣上及眉鬓边，如细麸，或如尘。青黑者不治，黄白色易治，仍宜米饮下二丸，日三服，甚者半月内瘥。

此方治五疳及惊风，出虫，定生死。

**圣惠金蟾散**

干蟾一枚 夜明砂 桃白皮 樗白皮 地榆 黄柏 诃子肉 芜荑 百合 人参 大黄 黄连各三分 胡粉三钱 丁香三粒 槟榔一分

每五分饮下，日三服。

治积疳虫，虫蚀脊膂，烦渴下利，拍背如鼓鸣。

**紫金散**

蛇床子炒黑 黄丹 地龙炒黑，各五钱 青矾一分，煅

每一字，揩牙龈，日三次。

此方治小儿走马疳。

**秋霜散**

好砒半两 白矾四分

水一盏，煮砒干，入矾同煅为末，入麝坯子各少许研匀，每一字，用鹅毛点拭牙龈上，日三四次。

此方治小儿崩砂。

**钱氏金华散**

黄柏　黄连各半两　黄丹一两，水飞　轻粉一钱　麝香一字

先研匀水洗贴之。

此方治小儿一切湿疮癣疳。

**化䘌丸**

芜荑　芦荟　青黛　川芎　白芷梢　胡黄连　黄连　蛤蟆灰等分

猪胆汁浸膏糊丸，麻子大，每一二十丸，食后临卧杏仁汤下。其鼻常用熊胆煎汤笔蘸洗，俟煎药进数服，却用青黛、当归、赤小豆、瓜蒂、地榆、黄连、芦荟、雄黄为末，入鼻敛疮。

治诸疳生虫，不能啼哭，呕吐清水，肚腹胀痛，唇口紫黑，肠头湿䘌。

**集圣丸**

芦荟　五灵脂　夜明砂　砂仁　橘红　木香　莪术　使君子肉各二钱　川芎　黄连　干蟾各三钱　当归　青皮各一钱半

雄猪胆汁和面糊丸，随大小米饮下。虚去莪术、青皮，加人参二钱、白术三钱。热去莪术、砂仁，加龙胆三钱。吐泻下痢，去莪术、青皮，加白术二钱，肉果、诃子各一钱。积痛去芎归，加三棱、小茴、川楝肉各二钱。疟加鳖甲三钱。渴去莪术、砂仁，加参术各二钱。虫去芎归，加芜荑钱半、川楝子肉二钱。

此方不寒不热，补不滞，消不耗，万稳万当。

**柴胡散**

柴胡　葛根　知母　贝母　茯苓　茯神　炙草等分

每末一钱，加小麦煎。

此方治小儿疳热，四肢如柴，不能起止。

**大黄丸**

大黄　地黄　茯苓　当归　柴胡　杏仁各三分

蜜丸麻子大，饮下五丸，日三。

治小儿胃气不调，不嗜食，不长肌肉。

### 保和丸

神曲　山楂　半夏　茯苓各一两　莱菔子　陈皮　连翘各五钱

粥丸，汤下三十丸。

主饮食停滞，胸膈痞满，嗳气吞酸，吐泻腹痛。

### 甘遂破结散

甘遂二钱半，煨黄　青皮　黄芩　煨大黄各五钱

每末一钱，煎，随大小加减，得通利则止，以冷粥补之。

### 进食丸

巴霜一钱二分　当归　朱砂　代赭石　枳壳　木香各五钱　麝少许

糊丸麻子大，一岁一丸，饮下，更量虚实加减。

治食积发热羸瘦，肚大青筋，疳积冷痛。

### 白饼子

滑石　轻粉　半夏　南星各一钱　巴霜二十四粒

糯米饭丸，麻子大，捏作饼，三岁以上三五饼，四岁以下一二饼，临卧葱白汤下。

治小儿腹中有癖，不食，但饮乳是也。

### 六圣丸

莪术　黄连　陈皮　炮姜各五钱　木香二钱半

每末一钱，同巴霜三粒研，醋糊丸麻子大，每十五丸至三十五丸，五更姜汤下，利三五行，匀气散调补。

治诸积，和胃，大能止气厚肠，消疳快膈。

### 水晶丹

南星　半夏各三钱　滑石四钱　轻粉五十贴　芜荑二百片　巴霜十五粒

糊丸麻子大，每十五丸至三十五丸，五更葱白汁下。过三五行，匀气散调补。下风痰，姜汤下。

治惊食虫积，腹胀烦啼，面黄食减，此非可轻用之剂。

**沉香槟榔丸**

沉香　槟榔　檀香　木香　三棱　丁香　神曲　莪术　麦芽
厚朴　使君肉　苍术　青皮　砂仁　益智仁　香附　枳壳　良姜
各五钱　　炙草一两半

蜜丸芡子大，每一丸汤化，或二丸亦可。

治诸积癖，腹胀作疼，诸疳虫积。

**良方妨香丸**

朱砂一两　牛黄　冰片　麝香各二钱半　金箔十四片　粉霜　腻
粉各一钱　黄蜡二两　巴霜一百二十粒

治小儿虚中积，潮发寒热，心腹胀满疼痛。

**取癖丸**

甘遂炒　芫花炒　牵牛半生半炒　辣桂　蓬术　青皮　木香
桃仁　五灵脂各二钱　巴霜一钱

糊丸麻子大，每一二丸，蜜汤下，利后冷粥补，仍和胃。

此乃峻剂，非实积危甚不可用。

**积滞木香丸**

木香　莪术　砂仁　青皮　朱砂　代赭石各二钱　丁香　巴
霜各一钱

糊丸麻子大，每二三丸，乳伤乳汁下，食伤米饮下。

治吐乳泻乳，气酸臭，肚硬热渴。吐泻为食积，腹痛利黄为
气积及疟癖。

**钱氏白术散**

人参　白术　木香　茯苓　炒甘草　藿香叶各一两　葛根二两
粗末一二钱煎。

此方助脾和胃，调中益气，良圣药也。

**栀子柏皮汤**

栀子八枚　黄柏一两　炙草五钱

每咬咀二钱煎。

此方治伤寒身黄发热。

### 化癖丸

巴霜半两　腻粉　朱砂各一钱　黄鹰粪二两半　雄雀粪　硇砂各一字

糯米饭丸黍米大，一岁儿两丸，空心皂荚子汤服，取下恶物为度。

治乳癖结块，久不消化，诸药罔效。

### 大茵陈汤

茵陈一两　大黄三钱半　栀子三枚，大者

煎，分三服，日三，当利下恶汁，黄从小便出。

治阳明瘀热在里发黄，小便秘，腹微满。

### 加减泻黄散

黄连　茵陈各五分　黄柏　黄芩　山栀　茯苓各三分　泽泻二分

食后一服减半，待五日再服而良愈。

此方主退脾土，复肾水，降心火。

### 阿胶散

阿胶一两半　牛蒡子　炙甘草各二钱半　马兜铃五钱　杏仁七个　糯米一两

每末一二钱煎。杏仁本泻肺，非若人参、天麦冬之补也，当以意消息之。又名补肺散。

### 清肺饮

柴胡二两　人参半两　杏仁　桔梗　赤芍　荆芥　枳壳　桑皮　五味子　熟半夏　麻黄各一两　旋复花五钱　甘草两半

每末二钱，入姜二葱一，或薄荷亦可。

治肺受风邪客热，嗽声不断，气促喘闷，痰壅，鼻塞流涕，失音，及疹毒痘疮，涎嗽咽痛烦渴。

### 解表散

麻黄　杏仁　赤苓各一两　川芎　防风　枳壳各一两五钱　甘草七钱半,半生半炙

每末二钱,加姜二葱白一煎,有热加薄荷叶。

主伤风感冷,喘嗽痰多,呕吐泻利惊悸。

### 钱氏葶苈丸

甜葶苈隔纸炒　黑牵牛炒　杏仁研　汉防己各一两

枣肉丸麻子大,每三五七丸,淡姜汤下,量小儿大小加减。

治乳食冲脾,伤风咳嗽,面赤痰盛,身热喘促。

### 泻肺汤

桑皮　地骨皮各一两　炙甘草三钱

每哎咀二钱,加粳米一百粒煎,日二。

治伤风后五心烦热,咳嗽喘促,唇红颊赤。

### 黄芩半夏生姜汤

黄芩　生姜各一钱　炙草　白芍各六分　枣二枚　半夏一钱五分

此方治胆腑咳,呕苦水若胆汁。

### 甘桔汤

甘草　桔梗一钱

治心脏咳,喉中如梗,甚则喉肿喉痹。

### 乌梅丸

乌梅三十个　细辛　附子　桂枝　人参　黄柏各六钱　干姜　黄连各一两　蜀椒　当归各四两

即用乌梅肉酒浸一宿,和饭粒捣丸,每十丸汤下。

治胃腑咳而呕,呕甚,长虫出。

### 茯苓甘草汤

茯苓二钱　桂枝二钱半　生姜五片　甘草一钱

治膀胱咳而遗尿。

### 琥珀散

辰砂一钱半　琥珀　牛黄　僵蚕　胆星　白附子　全蝎　代赭石　天麻　枳壳　乳香各一钱

每末一二分，白汤调下。此方兼治痫症。

治急慢惊，涎潮昏冒，目瞪惊搐，内钓腹痛。

### 《圣惠》射干散

射干　麻黄　紫菀　桂心各五钱　半夏一钱　炙草二钱

每末一钱，煎，入蜜半匙。

此方治小儿咳嗽，心胸痰壅，攻咽，作呀呷声。

### 桔梗汤

桔梗　半夏　苏叶　石膏　炙草各半两　皂荚一分，烧存性

每末一钱，加姜三片煎。

此方治小儿咳嗽呀呷，咽膈不利。

### 知母汤

知母　甘草各半两　贝母　羌活　滑石　大黄　小麦各三钱　麻黄　苦葶苈　诃子肉各一钱半　薄荷二钱

每㕮咀二钱，加姜二片，煎。

治齁齁气喘，痰鸣发热，咳嗽恶风。

### 坎离汤

荜澄茄　石菖蒲各一钱　白术　茯苓　木香各二钱　炙草　半夏　紫苏子各四钱

每㕮咀二钱，煎，不拘时服。

此方治虚喘，日轻夜重，食减神昏。

### 化痰定喘丸

雄黄　朱砂各一钱　蝉退　僵蚕　全蝎　地龙　南星　白附子各二钱半　轻粉五分

糊丸，麻子大，每三十丸，薄荷茶清下。

治因惊发喘，逆触心肺，暴急张口，虚烦神困。

### 二圣散

诃子肉十枚，大者，半生半炙　大腹皮五钱，洗净，焙

每粗末二钱煎。

治风痰壅闭，语音不出，气促喘闷，似搐非搐。

### 定喘饮

人参　麻黄　防己　诃子肉　半夏　甘草各五钱

每二钱，加姜二片煎。

治挟[1]风痰喘气促，不拘冷热二症。

### 牛黄夺命散

白牵牛　黑牵牛各一两，半生半炒　川大黄　槟榔各一两

三岁儿每末二钱，冷浆水调下。涎多加腻粉少许。

治肺胀喘满，胸膈起急，两胁扇动，陷下作坑，两鼻窍张，闷乱嗽渴，声哑而不鸣，痰涎潮塞，俗云马脾风。若不治，死在旦夕。

### 泻白散

桑皮　地骨皮各一两　甘草五钱，炒

每末一二钱，加米百粒煎，一名泻肺散。

治肺热骨蒸自汗。

### 小柴胡汤

柴胡半斤　人参　黄芩　炙草各三两　半夏二两半

每粗末三钱，加姜三枣一煎，小儿分二服，更量大小加减。

治伤寒温热病，疟疾，一切寒热往来，能和解。

### 荆芥散

荆芥穗　人参　白术　黄芪　当归　白芍　桂各一两　柴胡二两　炙草五钱

每粗末五钱煎。

---

[1] 挟　原本作"夹"，据文义改。

## 备急丸

煨大黄　巴霜　葛根各等分

炼蜜丸，每绿豆大一丸，米饮下。壮盛小儿，或用一丸半，以大便快利为度。

## 清脾汤

厚朴一两　乌梅　半夏　良姜　青皮各五钱　炙草三钱　草果仁二钱半

每㕮咀二钱，加姜二钱煎，未发疟前并三服。

治疟久不瘥者，脾胃虚弱，形容憔悴。

## 二姜丸

白姜用巴豆九粒，同炒去豆　良姜东壁土炒，各一两

雄猪胆汁和水丸麻子大，朱砂为衣。热多，温汤早晨面北空心下。寒多，早晨面南温酒下。寒热均热汤冷水下。

治疟疾经久不愈者。

## 二仙散

青蒿二两　桂枝五钱

每细末一钱，未发前冷酒调下，斩邪饮治暑疟尤妙。

治诸疟不拘久近，本方加香薷二两，芽茶五钱，合研，名斩邪饮。

## 苏合香丸

苏合香五钱，入安息膏内　安息香一两，另为末，酒半升，熬膏　丁香　青木香　白檀香　沉香　荜拨　香附　煨诃子肉　皂荚锉屑　朱砂各一两　薰陆香　冰片各五钱　麝香七钱半

用安息膏加炼蜜丸芡子大，空心沸汤下，小儿一丸，老人二三丸。

治传尸骨蒸诸痨瘵，卒暴心痛，鬼魅疟疾，霍乱吐泻，赤白痢，小儿惊搐。

## 地黄膏

豆粉　郁金各半两　炙甘草一钱二分　马牙硝一钱

生地汁、蜜，对分熬膏，丸药，每服两皂子大，热水含化。
婴儿用鹅翎拭口内。

## 朱银丸

水银蒸枣，研如泥　白附子一钱半　全蝎　南星　朱砂各一钱
天浆子　芦荟　牛黄各五钱　铅霜五分，和水银煅　冰片一字　麝香少
许　僵蚕七个，炒

蜜丸。

治胎风壮热痰盛，翻眼口噤，取下胎中蕴受之毒，亦治惊
积，但量与。

## 沉香散

沉香　丁香　南木香　藿叶各二钱半　陈皮　白术　半夏
茯苓　肉豆蔻各五钱　炙草三钱

每末五分至一钱，紫苏、木瓜汤调下，枣汤亦可。

治吐痢后神昏倦怠，食少不化，脾胃气虚，五心烦热，盗
汗，自汗常出，或闻食恶心。

## 八珍汤

人参　茯苓　白术　甘草　川芎　当归　白芍　熟地

治气血俱虚，阴火内热，或因克伐之剂，脾胃亏损，肌肉
消瘦。

## 排风汤

白鲜皮　白术　白芍　薄桂　防风　川芎　当归　杏仁　炙
甘草各五钱　独活　麻黄　茯苓各七钱五分

每二钱，加姜二片，煎。

治中风狂言失音，神昏，惊瘫鹤膝及足疾才愈，偶感外风，
满面遍体虚浮。

## 龙脑鸡苏丸

薄荷叶一两六钱　生地六钱　麦冬四钱　蒲黄　阿胶　木通
银柴胡各二钱　甘草钱半　黄芪　人参各一钱

地黄汁熬膏加蜜丸每二十丸，细嚼汤下。一方有黄连。

治肺有郁热，咳衄下血，热淋消渴，口臭口苦。

### 逍遥散

柴胡　酒当归　酒白芍　白术　茯苓各一钱　炙草五分

加姜、薄荷。

治血虚肝燥，骨蒸劳热，咳嗽潮热，往来寒热，口干便涩。

### 加味逍遥散

柴胡　当归　白芍　白术　茯苓　炙甘草各一钱

以上逍遥散，加丹皮、山栀各七分，为加味逍遥散，其姜、薄荷，酌量加否。此方治肝脾血虚等症。

### 三黄丸

黄连　黄芩　煨大黄等分

炼蜜丸，每三十丸汤下，量大小加减。

治三焦积热，眼目赤肿，头顶肿痛，心膈烦躁，口疮，二便秘涩，五脏实热，或下鲜血，或疮疖。

### 大柴胡汤

柴胡四两　黄芩　白芍各两半　大黄　半夏各七钱半　枳实七钱
甘草一两

每粗末二钱，加姜二片煎。

此方解利风热，痰嗽腹胀，及里症未解。

### 橘皮汤

橘皮一两半　炙草　竹茹各五钱　人参二钱半

每㕮咀五钱，加姜煎。

### 加味清凉饮

当归　赤芍　炙草　大黄各三分　牛蒡子　山栀各四分

治热毒积毒在内，大便不通，而欲痛作渴，或患疮疡丹毒。

### 固脾和中散

人参　茯苓　白术　葛根　炙草　扁豆　藿香等分

每末三钱，加姜枣煎。

此方和胃，止吐泻，定烦渴，治腹痛。

### 黄连香薷饮

黄连　香薷　厚朴

治中暑，热盛，口渴心烦，或下鲜血。

### 黄芪六一汤

黄芪六两　甘草一两

每末五钱煎，温服，亦可用汤调下三钱。

此方治诸虚不足，盗汗消渴。

### 茯苓半夏汤

半夏二钱　陈皮　茯苓　黄芩各一钱　甘草五分

加姜煎。

此方专治热痰壅盛为患。

### 四苓散

猪苓　茯苓　白术　泽泻

每末三钱，煎服。

治风寒湿邪不解，烦渴欲饮者。

### 快膈汤

人参　青皮　砂仁　乌药　良姜　炙甘草　香附各一两

每末一钱，加少盐酒煎。

主胸膈不快，饮食少，能顺气和中，消导宿滞。

### 万灵丸

木香　黄连　莪术各一钱　橘皮　青皮各二钱　槟榔一钱半一枚

用巴豆一粒，醋煮杏仁二枚，灯火上煅，研烂，和醋糊丸，小绿豆大，每五七丸薄荷汤下。

此方主小儿诸积，依形症用之。

### 东垣鼠粘子汤

鼠粘子二钱　酒归身　炙草　柴胡　黄芩　连翘　黄芪各一钱

地骨皮二钱半

每咬咀三钱煎，服后慢与乳食。

治伤寒斑出，身表热急。

**小柴胡加栀子汤**

柴胡　黄芩　人参　半夏　甘草　山栀　加姜枣，热甚去半夏。

此方主解利风热。

**连翘饮**

连翘　防风　山栀　甘草等分

水煎服。

治一切热，伤寒热在外而不厥，少阳药也。

**解毒丸**

寒水石研　石膏研，各一两　青黛五钱

蒸饼丸芡子大，食后新汲水下，或细嚼姜汤下亦可。三岁儿半丸，随大小加减。

**参附汤**

人参　炮附子等分

治阳气虚寒，咬牙寒战，手足并冷，或吐泻不食。

**桔梗枳壳汤**

枳壳　桔梗各二两　甘草五钱

每三钱，加姜三片煎。

治腹胀便秘，烦躁作渴，或谵妄不安。

**五痫丸**

白附子五钱　乌蛇肉　全蝎　半夏　南星各二两　蜈蚣半条　僵蚕一两半　朱砂　雄黄各钱半　麝香三分　皂角二两，打碎，用水半碗，浸透揉汁，入白矾二两，同煎干为度

姜汁糊丸，小绿豆大，每二三十丸，白汤下，随大小加减。

此方总治一切痫症。

## 家韭子丸

韭子　鹿茸　苁蓉　牛膝　熟地　菟丝子　归身　巴戟
杜仲　石斛　桂心　干姜

酒糊丸。

治膀胱虚寒，不能收摄，以致遗尿淋涩。

## 人参理中丸

人参　白术　干姜　甘草

此方专治中焦病，或吐下多而腹痛满。

## 五黄散

黄连　黄芩　黄柏　栀子黄　大黄

每末一钱煎。

此治内外俱大热之症。然大寒，非其症，勿用。

## 加味清胃汤

升麻　当归　黄连　丹皮　生地

以上清胃汤加茯苓、陈皮。

此方治胃热生痰，咳逆羸瘦。

## 藿香饮

藿香　白术各一两　炙草　茯苓　生黄芪各五钱

加姜、枣，每五钱煎，幼儿三钱或二钱，随时酌用。

## 清凉饮

柴胡　知母　生地　赤苓　防风梢　甘草梢　当归　黄柏
龙胆草

治热盛，小便赤涩，或膀胱热结。

## 宁神膏

人参半两　茯神二两　葛根　甘草　五味子　知母　花粉各
三钱

另将生地浸一夜捣烂，绞取汁一碗，熬膏，入药末，至可
丸，每二三十丸，枣汤下。

### 天麻膏

生地二两　羌活一两半　当归一两二钱　牛膝　元参　杜仲　独活各七钱半　天麻一两

熬膏丸药，每三五十丸汤下。或各㕮咀，每三五钱煎服亦可。

### 白术防风汤

防风四钱　白术　黄芪各二钱

每粗末二钱煎。

主伤寒太阳经症，汗多不止。

### 桃奴丸

桃奴七个，另研　玳瑁一两，镑细末　安息香一两，去渣

上三味同熬成膏，入犀角末、朱砂各五钱，琥珀、雄黄各三钱，麝香、冰片、牛黄各二钱，炒桃仁十四个，安息膏丸芡子大，阴干，固藏静室，每半丸或一丸参汤下，大能辟恶去秽。

### 七味白术散

人参　白术　茯苓　炙甘草　藿香　木香　葛根各一钱

治中气虚弱，津液短少，口渴，或因吐泻所致。

### 调中汤

茯苓　当归　白芍　陈皮各一钱　白术一钱半

又名小调中汤。

治一切浮肿，但用此方，无不愈者。

### 调中汤

良姜　酒洗当归　炒白芍　肉桂　川芎　炮附子各一两　人参　炙甘草各五钱

每㕮咀三钱煎。

治肠胃虚怯，冷气乘之，腹胁刺痛，洞泄不止。

### 热郁汤

连翘　薄荷　黄芩　瓜蒌实　麦冬　甘草　郁金　竹叶

此方治外感风热之症。

**当归连翘汤**

归尾　连翘　白芷各三钱　煨大黄　甘草各一钱

每咬咀二钱，食前煎服。

治小儿心脾有热，致生重舌。

**绿袍散**

薄荷净叶　荆芥穗各五钱　青黛　元明粉　硼砂各二钱半　百
药煎　甘草各三钱

细研每一字至五分，干点舌上，令自化，或新水入蜜调，点
舌上。

**黄金散**

黄柏涂蜜晒十数次　甘草各一两

用末干点患处，或用麦冬汤调点。

主解口内舌上疮毒，及痘后目生翳膜。

**清胃散**

升麻五分　生地四分　黄连　丹皮各三分　归尾四分

儿母俱服。

治胃经有热，口舌诸病，牙齿及龈肿痛。

**流气散**

蝉退　甘草　羌活　天麻　当归　防风　大黄　薄荷　赤芍
杏仁等分

每五钱。

此方治小儿风毒患眼。

**柴胡复生汤**

藁本　蔓荆子　川芎　白芷　羌活　独活各二分半　白芍
炙草　薄荷　桔梗各四分　苍术　茯苓　黄芩各五分　柴胡六分
五味子十二粒

每二钱煎。

治羞明泪多，脑顶沉重，睛珠痛连太阳。

**本事方**

防风　白蒺藜<sub>各一两</sub>　羌活<sub>一两半</sub>　甘菊<sub>三两</sub>

每末二钱，入盐少许，百沸汤点服。

治太阳寒水滔，翳膜遮睛。

**冲和养胃汤**

柴胡<sub>七钱</sub>　人参　当归　炙草　干姜　升麻　葛根　白术
羌活<sub>各一两</sub>　防风<sub>五钱</sub>　黄芪<sub>一两半</sub>　茯苓<sub>三钱</sub>　白芍<sub>六钱</sub>　五味子
二钱

每二钱煎服。

治内障初起，视觉微昏，空中有黑花，神水变淡绿色；次则
视岐，神水变淡白色；久则不见，神水变纯白色。

**滋阴肾气丸**

熟地<sub>三两</sub>　归尾　丹皮　五味　山药　柴胡<sub>各五钱</sub>　茯苓　泽
泻<sub>各二钱半</sub>　酒炒生地<sub>四两</sub>

蜜丸，朱砂为衣，每十丸，滚汤下。

治神水宽大渐散，目昏，空中黑花，及内障。

**山茱萸丸**

山萸<sub>二两</sub>　熟地　丹皮　牛膝　茯苓　泽泻<sub>各一两</sub>　鹿茸<sub>五钱</sub>

蜜丸，每二十丸。

此方治眼白多，由于虚也。

**汤氏牛黄丸**

牛黄　白附子　肉桂　全蝎　川芎　石膏<sub>各一钱</sub>　白芷　朱
砂<sub>各二钱</sub>　藿香<sub>五钱</sub>　麝香<sub>一分</sub>

蜜丸芡子大，三岁儿已下，每一丸薄荷汤下，斗睛即名
通睛。

治小儿触打跌扑着头额，肝受惊风，成斗睛。

## 立效散

硼砂　冰片　雄黄　朴硝等分

为细末，干渗。

治婴儿咽喉痹痛，不能吞咽。

## 吹喉散

生甘草二钱半　朴硝一两

研细末，吹喉中。

治婴儿咽喉肿痛，气塞不通。

## 牛蒡汤

牛蒡子三两　大黄两半　防风　薄荷各一两　荆芥四两　甘草一两一钱半

每二钱煎。

主喉痛，伤风发热烦躁，鼻塞气喘，痰嗽惊啼。

## 化毒汤

桔梗五钱　薄荷　荆芥穗　甘草各二钱半　山豆根钱半　牙硝　硼砂　朴硝　雄黄　朱砂各二钱

每一字至五分，干点舌上，化下，或汤调，少与含咽亦可。

治风热上攻，咽喉肿痛，饮食不便。

## 牛蒡子汤

牛蒡子炒　元参　升麻　桔梗炒　犀角　黄芩　木通　甘草等分

每二钱煎。

## 拔萃桔梗汤

桔梗　甘草　连翘　山栀　薄荷　黄芩各五分

每末一钱煎。

治热肿喉痹。

## 消风散

茯苓　川芎　荆芥穗　羌活　防风　藿香　僵蚕　蝉壳　炙

草　厚朴　陈皮等分

每末五分，茶清调下，加雄黄名雄风散。

治胎热胎寒，及诸风上攻，头目昏痛，项背拘急，肢疼鼻塞，皮肤顽麻瘾疹，小儿虚风。

**张涣辛夷膏**

辛夷叶一钱，焙干　细辛　木通　白芷　木香各半两　杏仁二钱，研

用羊髓、猪油各二两，同药慢火熬成膏，令黄色，放冷，入冰麝各一钱，拌匀，每用少许点鼻中。

**张涣清肺膏**

瓜蒌半两　附子一枚　赤小豆　细辛　甘草各一钱　冰片九分

蜜丸，绵裹塞鼻。

此方治小儿齆鼻不闻香臭。

**《圣惠》菊花散**

甘菊　白术　细辛　茯苓　炙甘草　防风　人参各一两

每末一钱煎。

治小儿脑户伤风冷，鼻多涕，精神昏闷。

**《圣惠》木通散**

木通　麦冬　升麻各半两　知母　炙甘草　犀角　杏仁各钱半栀子三枚

治小儿脑热，无涕，口干心躁，眠卧不安。

**犀角升麻散**

犀角三钱　升麻　牙硝　黄连各半钱　朱砂　牛黄　冰片各一分

每末五分，汤下。

治脑热肺痈鼻干病。

**千金方**

炼雄黄

日内一大枣枚许于鼻中，十日后，息肉自出，更不重发。

治小儿鼻生息肉。

### 杨氏地黄散

生地　赤芍　归身　川芎等分

每二三钱煎，春夏入蒲黄汁，秋冬入车前子汁。

治营中有热，肺壅鼻衄。

### 通鸣散

菖蒲　远志各一两　柴胡　麦冬　防风各五钱　细辛　甜葶苈各二钱半　磁石四钱　杏仁十四粒

每末五分，葱白汤调下。

此方治小儿两耳聋鸣。

### 细辛散

细辛　防风　大黄　黄芩各一两　蜡　川椒各五钱

细锉，以清麻油三合，熬药紫色，滤去渣，入蜡，候化为膏，每以大豆许点耳中，日三次。

治小儿耳聋，或因脑热，或因入水，或因吹着。

### 菖乌散

菖蒲　炒乌头各四分

为末，绵裹内耳中，日二次。

治小儿耳自鸣，日夜不止。

### 菖附散

炮附子　菖蒲等分

为末，绵裹塞耳。

治小儿耳疼痛。

### 红蓝花散

红蓝花　黄柏各一两　乌鱼骨　黄芩各半两　雄黄四钱　麝香五分

绵药塞耳中，日再。

治聤耳久不瘥。

#### 加味归脾汤

人参　黄芪　茯神各二钱　甘草五分　木香四分　白术　远志
枣仁　当归　龙眼肉　丹皮　山栀各一钱

本方去丹皮、山栀即归脾汤。

此方治脾虚弱损，健忘惊悸等症。

#### 半夏丸

生半夏二两　赤苓　枳壳各一两　风化朴硝二钱半

姜汁糯米粉丸，每三四十丸。

治痰症。若惊搐后风涎潮作，服之神效。

#### 白附丸

南星二两　半夏　白附子　白矾各一两

姜汁糊丸，一岁儿七九，薄荷汤下。

通治咳嗽有痰，感冒发热，吐泻心神不安，神效。

#### 牛蒡子散

牛蒡子　山栀　甘草　川硝　郁金各半两　枳壳二钱半

研细，入冰片五分，研匀，每五分薄荷汤下，量儿大小
加减。

治小儿心脾热壅多涎。

#### 谭氏金珠丸

南星　白矾　半夏各七钱　人参　山药各五钱　朱砂　腻粉各
二钱

金箔十片，即为衣，薄荷汁同水打糊丸，绿豆大，每一丸，
姜汤下，量加减。

治小儿惊悸怔忡，化痰涎，利胸膈烦热，止嗽。

#### 张涣金朱丹

朱砂　半夏　胆星各一两　茯苓半两　石膏六钱　金箔二十片

姜汁和黍米大，每十丸参汤下。

治小儿多涎，乳食不下，涎不流出者，乃名脾热多涎。

**小朱砂丸**

朱砂一两　胆星　人参　茯苓　珍珠　半夏各半两　冰片　麝香各少许

蒸饼丸黍米大，每四五丸，金银汤下。

治小儿眠睡多惊，能化风壅痰涎，安神。

**黄连解毒汤**

黄连　黄芩　防风　荆芥穗　知母　石膏　酒黄柏　山栀　大青　元参　生甘草　桔梗　木通

如暄热之时，以此辛寒之药解之。

**麻黄汤**

麻黄　升麻　牛蒡子　蝉退　甘草各一钱

烦渴加石膏末四钱。

**柽叶散**

柽，即西河柳，青茂时采叶，晒干为末，每一二钱，茅根汤调下。

**加味黄芩汤**

黄连　黄芩各一钱半　白芍三钱　甘草七分　滑石三钱

若调服只用一钱，血痢加地榆二钱。

**黄芩汤**

黄芩　黄连　赤芍　生地　枳壳　当归梢　木通　甘草　人参

初加酒大黄。

**养血化斑汤**

归身　生地　红花　蝉衣　人参各五分

加姜一片。

**大青汤**

大青　元参　石膏　生地　地骨皮　知母　木通　荆芥穗

甘草<sub>等分</sub>

加淡竹叶十二片。

### 安神丸

黄连　龙胆草　当归　石菖蒲　茯神<sub>各一钱半</sub>　全蝎<sub>七个</sub>

蒸饼杵猪心血丸。朱砂为衣，灯草汤下，亦名黄连安神丸。

# 《中医经典文库》书目

## 一、基础篇

《内经知要》
《难经本义》
《伤寒贯珠集》
《伤寒来苏集》
《伤寒明理论》
《类证活人书》
《经方实验录》
《金匮要略心典》
《金匮方论衍义》
《温热经纬》
《温疫论》
《时病论》
《疫疹一得》
《伤寒温疫条辨》
《广温疫论》
《六因条辨》
《随息居重订霍乱论》
《濒湖脉学》
《诊家正眼》
《脉经》
《四诊抉微》
《察舌辨症新法》
《三指禅》
《脉贯》
《苍生司命》
《金匮要略广注》
《古今名医汇粹》
《医法圆通》

## 二、方药篇

《珍珠囊》
《珍珠囊补遗药性赋》
《本草备要》
《神农本草经》
《雷公炮炙论》
《本草纲目拾遗》
《汤液本草》
《本草经集注》
《药性赋白话解》
《药性歌括四百味》
《医方集解》
《汤头歌诀》
《济生方》
《医方考》
《世医得效方》
《串雅全书》
《肘后备急方》
《太平惠民和剂局方》
《普济本事方》
《古今名医方论》
《绛雪园古方选注》
《太医院秘藏丸散膏丹方剂》
《明清验方三百种》
《本草崇原》
《经方例释》
《经验良方全集》
《本经逢原》
《得配本草》
《鲁府禁方》
《雷公炮制药性解》
《本草新编》
《成方便读》

《药鉴》
《本草求真》
《医方选要》

## 三、临床篇

《脾胃论》
《血证论》
《素问玄机原病式》
《黄帝素问宣明论方》
《兰室秘藏》
《金匮翼》
《内外伤辨惑论》
《傅青主男科》
《症因脉治》
《理虚元鉴》
《医醇賸义》
《中风斠诠》
《阴证略例》
《素问病机气宜保命集》
《金匮钩玄》
《张聿青医案》
《洞天奥旨》
《外科精要》
《外科正宗》
《外科证治全生集》
《外治寿世方》
《外科选要》
《疡科心得集》
《伤科补要》
《刘涓子鬼遗方》
《外科理例》

《绛雪丹书》

《理瀹骈文》

《正体类要》

《仙授理伤续断方》

《妇人大全良方》

《济阴纲目》

《女科要旨》

《妇科玉尺》

《傅青主女科》

《陈素庵妇科补解》

《女科百问》

《女科经纶》

《小儿药证直诀》

《幼科发挥》

《幼科释谜》

《幼幼集成》

《颅囟经》

《活幼心书》

《审视瑶函》

《银海精微》

《秘传眼科龙木论》

《重楼玉钥》

《针灸大成》

《子午流注针经》

《针灸聚英》

《针灸甲乙经》

《证治针经》

《勉学堂针灸集成》

《厘正按摩要术》

《饮膳正要》

《遵生八笺》

《老老恒言》

《明医指掌》

《医学从众录》

《读医随笔》

《医灯续焰》

《急救广生集》

## 四、医论医话医案

《格致余论》

《临证指南医案》

《医学读书记》

《寓意草》

《医旨绪余》

《清代名医医案精华》

《局方发挥》

《医贯》

《医学源流论》

《古今医案按》

《医学真传》

《医经溯洄集》

《冷庐医话》

《西溪书屋夜话录》

《医学正传》

《三因极一病证方论》

《脉因证治》

《类证治裁》

《医碥》

《儒门事亲》

《卫生宝鉴》

《王孟英医案》

《齐氏医案》

《清代秘本医书四种》

《删补颐生微论》

《医理真传》

《王九峰医案》

《吴鞠通医案》

《柳选四家医案》

## 五、综合篇

《医学启源》

《医宗必读》

《医门法律》

《丹溪心法》

《秘传证治要诀及类方》

《万病回春》

《石室秘录》

《先醒斋医学广笔记》

《辨证录》

《兰台轨范》

《洁古家珍》

《此事难知》

《证治汇补》

《医林改错》

《古今医鉴》

《医学心悟》

《医学三字经》

《明医杂著》

《奉时旨要》

《医学答问》

《医学三信篇》

《医学研悦》

《医宗说约》

《不居集》

《吴中珍本医籍四种》